通络
护心脑

TONGLUO HU XINNAO

主　编　郭双庚
副主编　杨叁平
　　　　窦　颖
　　　　张　林

世界图书出版公司

图书在版编目（CIP）数据

通络护心脑 / 郭双庚主编 . -- 北京 : 世界图书出
版公司 , 2020.3
ISBN 978-7-5192-6627-1

Ⅰ . ①通… Ⅱ . ①郭… Ⅲ . ①心脏血管疾病—通络②
脑血管疾病—通络 Ⅳ . ① R259.4

中国版本图书馆 CIP 数据核字 (2020) 第 027567 号

书　　　名	通络护心脑
（汉语拼音）	TONGLUO HU XINNAO
主　　　编	郭双庚
总　策　划	吴　迪
责 任 编 辑	韩　捷　马　智
责 任 校 对	王珍林
装 帧 设 计	刘　陶
出 版 发 行	世界图书出版公司长春有限公司
地　　　址	吉林省长春市春城大街 789 号
邮　　　编	130062
电　　　话	0431-86805551（发行）　0431-86805562（编辑）
网　　　址	http://www.wpcdb.com.cn
邮　　　箱	DBSJ@163.com
经　　　销	各地新华书店
印　　　刷	石家庄市汇昌印刷有限公司
开　　　本	787 mm×1092 mm　1/16
印　　　张	13.25
字　　　数	143 千字
印　　　数	1—8 000
版　　　次	2020 年 3 月第 1 版　　2020 年 3 月第 1 次印刷
国 际 书 号	ISBN 978-7-5192-6627-1
定　　　价	48.00 元

主编简介

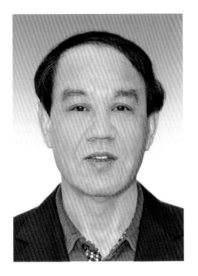

　　郭双庚　河北省中医药科学院二级教授，硕士研究生导师，国家科技奖励评审专家，中华中医药学会理事，河北省中医药学会理事，中华中医药学会络病分会副主任委员。

　　主要从事心血管疾病中西医结合临床与科研工作，包括冠心病、心肌炎、心肌病、心律失常、慢性心力衰竭等，对冠状动脉狭窄支架后的预防再发、冠状动脉多处狭窄病变未能实施支架与搭桥的患者，运用中医辨证论治，采用通络软坚、化瘀解毒方法取得较好效果；对于各种心律失常、慢性心力衰竭，汲取现代医学最新研究成果，寻求运用中药抑制交感神经过度兴奋、神经内分泌过度激活，抑制心肌重构。把中药治疗融入现代医学的研究之中，既辨证又针对现代疾病的中医诊疗方法，使各种心律失常、慢性心力衰竭等难治性疾病得到有效治疗。

　　参研课题"通心络胶囊治疗冠心病的研究"获 2000 年度国家科技进步二等奖，"中药连花清瘟治疗流行性感冒的研究"获 2011 年度国家科技进步二等奖。

副主编简介

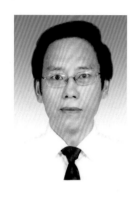

杨叁平 1995 年 6 月毕业于河北医科大学，2011 年 12 月获得主任中医师高级职称，河北工业大学 EMBA，硕士生导师、区政协委员。中国中医药信息学会科普分会常务理事、中国中药协会媒体专委会理事。发表医学论文 15 篇，出版著作 8 部，获省市科技进步奖 6 项。荣获"2018—2019 年度中国企业全媒体传播体系构建与品牌传播"优秀工作者、健康报党建新闻宣传影响力人物、中国中医药报优秀通讯员、河北省好新闻奖、河北省中医药宣传先进个人一等奖、河北省卫生厅好新闻二等奖、河北省十佳策划人等荣誉。

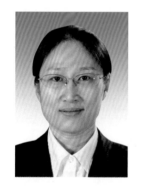

窦颖 2001 年毕业于山东中医药大学，医学学士，医学编辑，中国中医药信息学会科学普及分会理事，石家庄市书报刊出版协会理事。长期从事心脑血管疾病、呼吸系统疾病、内分泌疾病等领域医学知识的科学普及工作，先后参与编写《哲眼看中医》、新世纪全国高等中医药院校创新教材《中医文化传播学》，以及《保护好人体的发动机》《络病理论指导心律失常防治新策略》等多部中医药专著及健康科普著作。

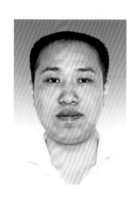

张林 2006 年毕业于河北医科大学，主治医师，长期从事心脑血管病变、呼吸道感染病变的医疗、教育工作，擅长中医药治疗冠心病、脑梗死、心律失常、心力衰竭、糖尿病等慢性疾病，以及流行性感冒、咳嗽等急性外感病，多次在《中医杂志》等核心期刊上发表论文，编写《络通气血通，健康伴长生》《保护好人体的发动机》《络病理论指导心律失常防治新策略》等多部健康科普著作。

前 言

由国家心血管病中心发布的《中国心血管病报告 2018》显示，我国心血管病现患人数近 2.9 亿，包括脑卒中 1 300 万人，冠心病 1 100 万人，肺源性心脏病 500 万人，心力衰竭 450 万人，风湿性心脏病 250 万人，先天性心脏病 200 万人，高血压 2.45 亿人。每 10 秒有 1 人死于心血管病，每 5 位死亡者中至少 1 人死于脑血管病，心脑血管病患病率及死亡率仍处于上升阶段，占居民疾病死亡构成的 40% 以上。加强防治心脑血管病，迫在眉睫。

研究发现，微血管病变是心脑血管病疗效难以提高的关键因素。荣获 2019 年度国家科技进步一等奖的"中医脉络学说构建及其指导微血管病变防治"项目，首次系统构建脉络学说，建立"脉络—血管系统病"辨证标准，属重大理论原创，揭示通络治疗微血管病变核心机制是保护微血管内皮细胞，同时采用国际公认的循证医学研究方法证实通心络胶囊、参松养心胶囊、芪苈强心胶囊等通络中药对防治心脑血管病具有确切临床疗效。因此，"中医脉络学说构建及其指导微血管病变防治"项目成为2019年度我国生命科学领域唯一的一项国家科技进步奖最高奖，该项目研究运用中医通络的方法，开发出防治冠心病、脑梗死、心律失常、慢性心力衰竭，针对心血管事件链的通心络胶囊、参松养心胶囊、芪苈强心胶囊三个专利新药，广泛应用于临床，20年来，"通络护心脑"越来越受到国内外医学界、患者好评。通心，让我们的血管保持畅通；养心，让心跳整齐稳定；强心，让衰竭的心脏更加强劲！

我们编写《通络护心脑》一书就是用科学普及的形式，传播国家科技大奖的成果，让成果真正能解决全社会不断增长的心脑血管病，真正让心脑血管病患者得到更有效的治疗。

健康是美好生活的重要基础，也是改善民生的重要内容，中医药具有防病治病的独特优势和作用，能够为百姓提供覆盖全生命周期的健康服务。传承精华，守正创新，让中医药为健康中国做出更大的贡献。

CONTENTS 目 录

第一篇

绪论

当历史的车轮步入 21 世纪，人们生活方式发生了极大的改变，人口老龄化在加速，城镇化进程在推进，伴随着这一系列社会变革而发生的是心脑血管病的患病率及死亡率持续上升。由国家心血管病中心发布的《中国心血管病报告 2018》显示，我国心血管病现患人数为 2.9 亿，冠心病患者约 1 100 万，脑梗死患者约 1 300 万，农村地区死亡率持续高于城市；心律失常患者约 2 000 万，慢性心力衰竭患者约 450 万，且患病率随年龄增加显著上升。此外，还有超过 2.45 亿的高血压、糖尿病患者，这些都是心脑血管病高危人群。心脑血管病带来的社会与经济负担日渐加重，已成为重大的公共卫生问题。

近年来，现代医学的发展也在不断适应社会变革，尤其是在治疗心脑血管病取得了一系列重要进展，如介入、支架、溶栓治疗心肌梗死、脑梗死，射频消融、起搏器植入治疗心律失常等，但均未能扭转患病率及死亡率的上升趋势，原因是老龄人口的比例在增加。如何破解这一困局，具有五千年传承的中医药大有作为。

中医络病理论是对多种难治性疾病的发生发展与诊断治疗规律进行系统研究的应用理论。络病理论奠基于两千多年前的《黄帝内经》，通络方药肇始于汉代张仲景《伤寒杂病论》，清代叶天士提出"久病入络""久痛入络"，并丰富发展络病治法方药，由于受社会历史环境和科学技术条件的限制，络病理论一直未能形成系统完整的理论体系。中国工程院院士吴以岭教授致力于络病理论、临床、新药研究40年，始终坚持"以临床实践为基础，以理论假说为指导，以创新药物为依托，以临床疗效为标准"，遵循中医药发展规律，充分吸收生命科学研究的前沿技术，系统构建络病理论体系。由吴以岭院士主编的《络病学》《脉络论》《气络论》三部专著，详细地阐述了络脉通畅对人体健康的重要性，指出络脉不通可引发多种难治性疾病，通络可以防治难治性疾病。以络病理论为指导，研发出了一批有效防治心脑血管病的创新中药，包括防治冠心病、心肌梗死、脑梗死的通心络胶囊，整合调节心律失常的参松养心胶囊，标本兼治慢性心力衰竭的芪苈强心胶囊，称之为"通络三宝"。

研究发现，微血管病变是心脑血管病疗效难以提高的关键因素。荣获2019年度国家科技进步一等奖的"中医脉络学说构建及其指导微血管病变防治"项目，揭示通络治疗微血管病变核心机制是保护微血管内皮细胞，同时证实通络中药防治心脑血管病具有确切临床疗效。"通络护心脑"越来越受到国内外医学界、民众的关注和认可，为防治心脑血管病带来新途径。通心，让我们的血管保持畅通；养心，让心跳整齐稳定；强心，让衰竭的心脏更加强劲！

通心、护脑让心脑血管畅通

冠心病心绞痛、心肌梗死是由于冠状动脉粥样硬化导致心肌缺血缺氧的一种心脏病，脑梗死是由于脑血管发生了粥样硬化引起的缺血性脑血管病，它们共同的特点都是血管病变，主要表现为血管壁上形成粥样硬化斑块，阻碍血液通行。这些病变与络脉损伤密切相关，通络则可以干预斑块的形成及发展，保护心脑血管的畅通，通心护脑。

对于高血脂、高血压、肥胖等动脉粥样硬化高危人群来说，粥样硬化斑块形成之初的危害是阻碍血液通行，导致心脑缺血，有时还会引发血管痉挛，引发心绞痛。这时就需要选择服用降脂药、抗凝药，因为形成斑块的主要物质就是血液里的脂质和凝集的血小板，降脂与抗凝可以达到延缓斑块生长的目的。通络代表药物通心络胶囊既能降脂抗凝，又能保护血管内皮，抑制斑块形成，还能抑制血管痉挛，所以早用通络药物就可以有效降低心绞痛、脑缺血的发生风险。

对于血管里已经出现动脉粥样硬化斑块的人来说，如果斑块破裂，血栓就会随血液流动，堵住冠状动脉就会发生心肌梗死，堵住脑血管就会引发脑梗死，这就需要采取急性溶栓或支架手术治疗。配合服用通心络胶囊不仅可以稳定斑块，防止斑块破裂，还能保护心脑梗死区域的微血管，减少介入或溶栓后无复流等棘手难题的发生风险。尤其是脑梗死后遗症患者，运用通心络胶囊可疏通脑络，使半身不遂、语言不利、肢体麻木逐渐得到恢复，所以说通络不仅可以预防心脑血管病，还可以有效治疗心脑血管病。

养心让心跳整齐稳定

心律失常的发生与络脉病变同样关系密切，络脉失去营养进而影响了心脏的传导、自主神经功能以及供血，这样就容易出现各种早搏、传导阻滞、房颤等。临床上常用的胺碘酮、β 受体阻滞剂等抗心律失常西药的不良反应都很大。服用具有营养心络作用的通络药物，可以改善这些心律失常。

参松养心胶囊是我国第一个开展循证医学临床研究的中药调律药物，具有整合调节治疗心律失常作用，对缓慢性、快速性心律失常均有独特效果，研究报告服用参松养心胶囊引发的心脏不良反应为零，是安全的心律失常治疗药物。参松养心胶囊让心络得到充足的营养，心络自然就会畅通，心律失常也会消失。

强心让衰竭的心脏更加强劲

慢性心力衰竭是位于心血管事件链后期的环节，是冠心病、风心病、高心病等心血管病的终末阶段，突出表现是心慌、气喘、夜睡不能平卧、下肢水肿，严重影响患者的生活质量。络病理论认为，慢性心力衰竭是络脉长期不通畅造成了积聚，使心脏变大、下肢水肿，但也不是不能治疗，许多人带病仍可延年。

近年来慢性心力衰竭的治疗也有很大的变化。过去治疗慢性心力衰竭的主要药物是强心甙类（地高辛／西地兰等）、利尿药、硝酸酯类等，如今的创新中药芪苈强心胶囊则标本兼治，治疗慢性心力衰竭，既能强心利尿扩血管，又能抑制神经内分泌系统过度激活，逆转心室重构，改善心功能减轻乃至消除心力衰竭表现，提高生活质量，具有多环节、多途径、多靶点的治疗优势，被国际权威医学界称赞为"让衰竭的心脏更加强劲"。

"通络三宝"的疗效均通过大量基础实验及临床循证医学研究证实，每年数百万心脑血管病患者应用，获得国内外医学专家和广大消费者的普遍赞誉，进入相关临床指南、专家共识和医学教材，为心脑血管病防治提供了有效新方案。

"通络三宝"的出现是中医药发展的创举，是中药领域科技创新的结晶，更是医学之幸，人类健康之福。

心脏是人体的发动机

心脏是人体中一个一刻也不能停息的器官，胚胎在母体中4周左右，5mm 大小时，心脏就开始蹦咚、蹦咚有节奏、有规律的跳动了，从此永不停息。当某一天心脏停止了跳动，也就意味着这个人的生命走到了终点。

心脏位于人体胸腔中间偏左的位置，就像一个倒置的梨，上宽下窄，大小和自己的拳头一样。别看心脏的个头不算大，内部的结构却非常复杂，整个心脏就像是由4个房间组成的一套住房，这4个房间分别叫左心房、左心室、右心房和右心室。在这4个房间之间有两扇能起到连通作用的"门"，一扇"门"叫"二尖瓣"，开在左心房和左心室之间，血液通过这扇"门"从左心房直接进入左心室，我们把这两个相通的房间合称为"左心"；另一扇"门"叫"三尖瓣"，开在右心房和右心室之间，这两个房间合称为"右心"，左心和右心之间是被完全隔断的，没有直接连接的通道。

心脏对于生命的重要不言而喻，作为向人体全身供应血液的器官，心脏被比喻为人体生命的发动机。心脏和与它相连的血管组成了一个密闭的管道网络，这就是我们常说的血液循环系统。在这个系统中，心脏处于最为关键的地位，是推动血液流动的动力站。心脏的心房和心室通过有规律的、强有力的收缩和舒张，为血管里的血液提供了循环流动的动力。在这一循环中，右心负责将低含氧的静脉血送到肺部进行气体交换，左心负责将从肺部

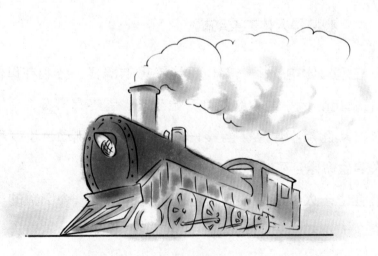

循环回来的富含氧气和营养物质的新鲜血液输送到全身各处，为人体所有的生命活动提供营养。

据统计，心脏每次泵血可达 70ml，一个人的心脏一生泵血所做的功，可以将 3 万公斤重的物体举到珠穆朗玛峰。

心跳推动血液循环对人体健康的意义重大，如果没有心脏的话，血液停止循环流动，我们从外界吸收的氧气就只能积蓄在肺部，不能输送到全身。正是因为有了心脏不停的"跳动"，让血液在人体各组织器官之间循环流动，才使得人体成为一个有机的整体。

血液循环除了运送氧气，还把各种营养物质运送到全身，带走组织器官产生的二氧化碳、尿素等代谢废物，传递内分泌系统制造的激素，调节人体体温。可见，无论是人体组织器官的正常工作、内分泌系统运行，还是人体内环境的平衡和体温保持恒定，归根结底都是心脏推动血液循环的功劳，从这一意义上来说，心脏可以说是我们生命的动力之源。

冠状动脉像帽子盖在心脏的表面

心脏日夜不停地规律跳动，推动着血液在全身循环，将营养供给人体各器官，心脏本身也需要血液的营养，这就有赖于冠状动脉的输送作用。

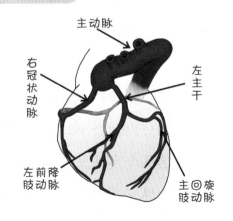

冠状动脉是从主动脉根部分出的左右两条动脉，这两条动脉的主干像一个王冠环绕在心脏顶端，密布的分支像帽子一样覆盖在心脏的表面。富含营养的血液正是通过冠状动脉到达心脏，为心脏跳动提供着源源不断的动力。

冠心病是油路堵塞，不能为发动机输送能量

冠心病全称是冠状动脉粥样硬化性心脏病。冠状动脉是为心脏提供血液的动脉，冠心病则是由于患者体内脂质代谢不正常，血液中的脂质沉着在原本光滑的冠状动脉内膜上，逐渐堆积形成一些类似粥样的白色斑块，这些动脉粥样硬化斑块会造成冠状动脉管腔狭窄，使血流受阻，无法为心脏提供足够的血液，导致心肌缺血、缺氧而产生心绞痛的一种心脏病。因此，有人形象地将冠心病比作油路堵塞，无法为心脏这台"发动机"输送能量。

大脑是人体的"电脑主机"

大脑是人体神经系统的最高级部分，支配着我们生活中的一举一动。无论是吃饭、工作，还是思考、运动，都需要大脑的运算处理。即使在睡梦中，大脑的部分功能也仍然会保持运转。大脑对我们的重要性，就像电脑的主机一样，如果一台电脑没有主机，只有键盘和屏幕的话，就根本不可能发挥工作、学习、娱乐等功能。

大脑分为两个半球，人们称之为左、右大脑半球。现代研究发现，这两个半球又分为多个区域，分别负责不同的人体功能。比如左半球主要分布语言和思维的功能中枢，右半球主要分布对

空间的辨认、深度知觉、触觉、艺术欣赏等功能中枢，也有一些功能，比如运动、听觉、情绪等，在左右大脑半球都有相关区域。

大脑负责人体这么多功能，所以会消耗大量氧气，虽然其自身重量只占人体的2%，耗氧量却占整个人体耗氧量的20%。氧气都是由血液供应到大脑的，所以大脑的健康高度依赖脑部血液的正常供应。如果某一区域的脑组织血氧供应减少或完全中断，就会引发相应的异常表现；如果脑组织缺血缺氧持续时间超过4～6分钟，即可造成不可逆的伤害。

大脑缺血可能引发的异常表现多种多样。如果大脑语言中枢缺血受损，就会产生与语言有关的异常表现，比如不能正常读写，或无法理解与别人的对话，咬字不清。如果运动中枢缺血，就会引起一些行为动作的失常，比如一侧肢体无力、动作不灵活。还有患者出现精神异常，比如说一天到晚总是想睡觉，还有可能表现为失眠。有人会出现短暂的意识丧失，以及智力衰退，有的甚至会丧失正确的判断力。还可能有性格方面的变化，比如曾经开朗的人，变得孤僻、沉默寡言、急躁等。

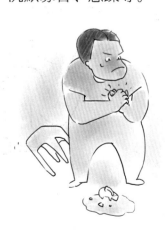

电脑的正常运行依赖于稳定的电流，大脑也同样需要稳定的血液供应。保护血管健康，确保血液持续、稳定地流到大脑各个区域，就是保护大脑健康的关键。

心律失常是发动机节律失调

我们的心脏每时每刻都在按照一定的节律和频率有条不紊地跳动着，这一规律的跳动过程称为心律，当心脏的跳动失去原有的节奏和规律时，便出现了心律失常。

心律失常是一种常见病，现代研究认为该病的发生有 4 大原因——心脏起搏传导系统功能异常、心脏自主神经功能异常、心肌细胞离子通道功能异常以及心肌供血不足。这些功能的失调导致了紊乱心律的出现，就像是汽车的发动机功能失调，运行不再平稳、有序。

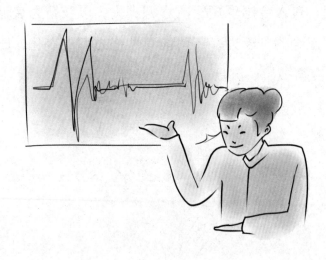

心力衰竭就像一台破旧的机器在运转

很多心脏疾病逐渐发展，最终可能会导致心力衰竭，如高血压、冠心病、风心病、肺心病。我们的心脏通过收缩和舒张将血液运送到身体各处，维持正常的生命活动。但是心力衰竭患者的心脏不仅功能受到损害，而且形状也往往发生改变，心肌的收缩能力减弱，舒张能力也不充分。此时的心脏就像一台破旧的机器在用自己最后的力量运转一样，难以推动正常的血液循环，不能把回流到心脏的血液完全输送到全身各处，因此会产生一系列的症状和体征，比如呼吸困难、心慌气短、胸闷胸痛、喘促憋气、下肢水肿等。

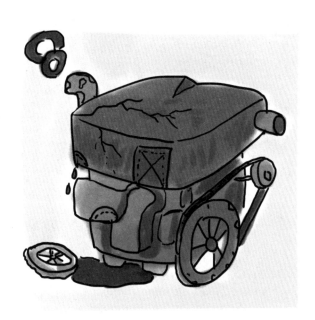

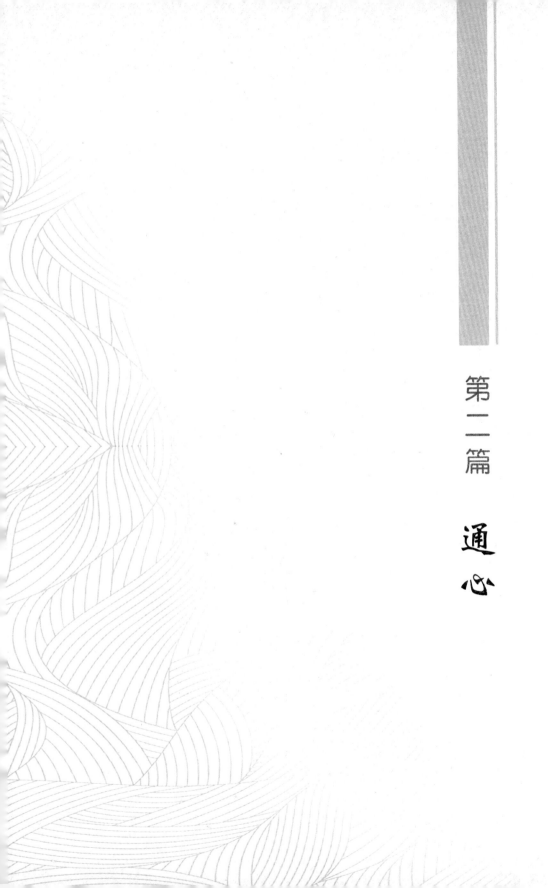

第二篇

通心

1. 冠心病

李师傅心脏放了三个支架也没轻松

李师傅今年 60 岁，这几天他一直特别高兴，一是因为他刚刚办妥了退休手续，二是因为一直在韩国打拼、一年到头也回不来几次的儿子很快就要带着"洋媳妇"和"洋孙子"回国定居。眼看着就要过上颐养天年、含饴弄孙的幸福生活，你说李师傅能不高兴吗？

但是没想到，儿子还没回来，"身体"就向李师傅发难了。李师傅在一大早起来准备早点时，突然感觉胸口开始一阵阵疼痛，就像是被火烧着了一样，疼得李师傅不由自主地扶住灶台，一动也不能动，汗也哗哗地冒出来了。

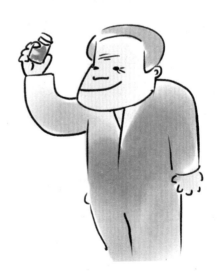

胸口疼痛持续了 3 ~ 4 分钟的时间才减弱，但李师傅感

觉就像半个小时那么漫长。其实，胸口疼痛从前几年就已经时不时出现，但每次也只是几十秒钟的时间，不像这次时间这么长，而且以前疼过去也就没事了，今天的疼痛虽然减弱了，却似乎没有结束的意思，趁着疼痛减弱的空隙，李师傅赶紧回到卧室躺下，并让老伴打电话给住在同一个小区的侄子，开车把自己送到了医院。

在医院里，医生初步判断李师傅可能是心绞痛，马上给他做了冠脉造影，结果发现李师傅的冠状动脉已经有多处出现硬化斑块，这些斑块附着在血管壁上造成管腔狭窄，最严重的一处狭窄已经阻塞血管腔超过90%，严重影响心脏的血流供应。在征得李师傅和他老伴同意之后，医生在李师傅心脏冠状动脉狭窄最严重的三个位置都放了支架。

支架手术很成功，李师傅终于脱离了危险期，还能躺在病床上对国外归来的儿子半开玩笑地说："这次可总算是保住了一条老命。"话虽如此，但李师傅手术后总感觉胸口发闷，像压了一块大石头，心绞痛也不时发作。他的主管医生为此又开出了许多治疗药物，欣康、倍他乐克、阿司匹林、氯吡格雷、辛伐他汀等，李师傅服用后仍然没有明显的好转。儿子对此很是着急，就去医院向专家咨询。

专家告诉李师傅的儿子，支架术后心绞痛仍然发作，这种情况很多，一般都是因为其他位置的血管还有狭窄病变，影响心脏的血液供应，也有可能是因为李师傅的血管比较敏感，在植入支架后发生血管痉挛，结果发生心绞痛。李师傅现在服用的都是降脂、抗凝的药物，不能抑制血管痉挛。专家建议李师傅服用通心络胶囊，既能稳定逆转斑块进展，让已经变狭窄的血管恢复畅通，还能保护血管内皮，抑制血管痉挛，配合医生给李师傅开的阿司匹林、他汀等药物一起服用，对预防、治疗心绞痛都有很好的效果。

听从专家的建议后，李师傅立刻买来通心络胶囊后，按照每天 3 次、每次 4 粒的用量坚持服用，只用了一周多的时间，他就觉得胸口憋闷的症状减轻了许多。服用了一个多月后，李师傅说感觉平时压在胸口上的"大石"也消失了。现在几个月过去了，心绞痛再也没有出现过。李师傅终于如愿以偿，每天抱着孙子享受起了惬意的退休生活。

什么是冠心病

冠心病，是一种最常见的心脏病，是指冠状动脉发生粥样硬化病变，导致管腔狭窄、心脏供血不足而引起的心脏功能障碍。简单地说，就是冠状动脉粥样硬化导致心肌缺血、缺氧的一种心脏病。

冠心病包括哪些类型

根据冠状动脉狭窄、心肌缺血缺氧的严重程度，冠心病可分为无症状心肌缺血、心绞痛、心肌梗死、缺血性心肌病和心源性猝死等五种类型。心源性猝死是在冠状动脉粥样硬化的基础上，发生冠状动脉痉挛或血管栓塞，引发心肌急性缺血，心肌梗死使心脏骤停而死亡。

冠心病是常见病和多发病，在日常生活中，如果出现下列情况，都可能意味着冠心病的发生，要及时就医、确诊、治疗。

①劳累或精神紧张时出现胸骨后或心前区闷痛，或紧缩样疼痛，并向左肩、左上臂放射，持续3～5分钟，休息后自行缓解。

②体力活动时出现胸闷、心悸、气短，休息时自行缓解。

③出现与运动有关的头痛、牙痛、腿痛等。

④饱餐、寒冷或看惊险影片时出现胸痛、心悸。

⑤夜晚睡眠枕头低时，感到胸闷憋气，需要高枕方感舒适；熟睡或白天平卧时突然胸痛、心悸、呼吸困难，需立即坐起或站立才能缓解。

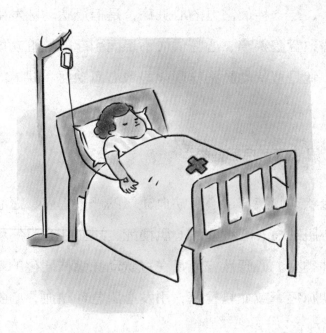

大胖子最易得冠心病

有资料表明，我们中国人的腰围增长速度是世界之最，我国肥胖人口已达 3.25 亿。肥胖不仅影响一个人的外在美，更是导致冠心病的重要原因。

为什么肥胖能导致冠心病呢？肥胖者血液中的脂质含量往往都比较高，增高的脂质会损伤血管内皮，并且通过受损的内皮进入血管壁，沉积于血管内皮下，逐渐形成动脉粥样硬化斑块，进而导致冠心病；另一方面，肥胖易引起高血压、高血脂、高血糖，卫生部公布的数据表明，体重超标者患高血压的风险是体重正常者的 3 ~ 4 倍，患糖尿病的风险是正常者的 2 ~ 3 倍，高血压、高血糖、高血脂，"三高"是冠心病的高危因素。

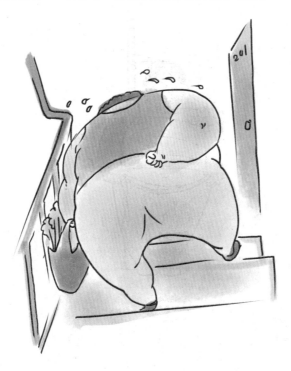

怎样评估自己的肥胖程度

18 岁以上的成年人，体重指数在 18.5 ~ 23.9 属于正常，在 24 ~ 27.9 属于超重，大于 28 则为肥胖。

$$体重指数 = \frac{体重（公斤）}{身高（米）^2}$$

中国人以向心性肥胖居多，腰围是我国最适合评估肥胖的方法，对于成年人来说，如果男性腰围 ≥ 90cm，女性腰围 ≥ 85cm，就可以认为是肥胖。值得注意的是，腰围的粗细跟冠心病的发病成正比，一旦腰围超过标准值，患冠心病的概率将提高 2 ~ 3 倍。

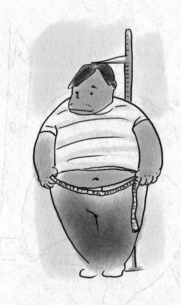

2. 心肌梗死

 什么是心肌梗死

心肌梗死是由于心肌缺血时间过长导致心肌细胞发生严重的坏死。心肌梗死的发生一般是由于冠状动脉内的粥样硬化斑块破裂形成血栓，使冠状动脉完全堵塞，部分心肌缺血缺氧发生坏死。心肌梗死表现为胸骨后剧烈的、持续性、压榨性疼痛，可向上肢、下颌、上腹部等处放射，还会伴有面色苍白、呼吸困难、大汗淋漓、恶心呕吐或晕厥。

 确诊心肌梗死有条件

心肌梗死的诊断必须至少具备以下三条标准中的两条：一是有胸骨后剧烈的、持续性、压榨性疼痛；二是特征性心电图表现；三是化验心肌肌钙蛋白（cTn）升高。

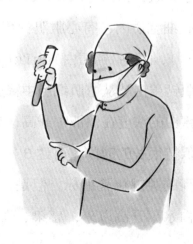

心电图能发现心肌梗死

心电图检查是心肌梗死早期诊断的最重要手段，根据心电图 ST 段抬高或 Q 波形成的导联位置，可将心肌梗死部位分为前间壁、前壁、侧壁、广泛前壁、下壁、后壁等。心电图检查方便、易行，不会给患者造成创伤，结果还被用于指导心肌梗死的临床治疗。

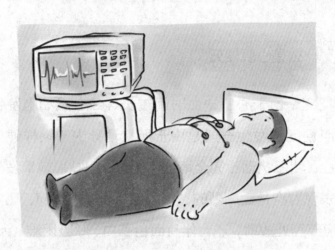

心肌梗死的化验要看心肌肌钙蛋白

心肌肌钙蛋白（cTn）是调节心脏肌肉收缩的一种蛋白，存在于心肌细胞质内，有心肌肌钙蛋白 T（cTnT）、心肌肌钙蛋白 C（cTnC）、心肌肌钙蛋白 I（cTnI）三种。当心肌细胞受到损害以后，心肌肌钙蛋白就从心肌细胞中释放到血液中，4 ~ 6 小时后，心肌肌钙蛋白的浓度在血液中升高，其中升高的心肌肌钙蛋白 I 能在血液中保持很长的时间，可达 6 ~ 10 天，所以心肌肌钙蛋白成为心肌梗死的关键化验指标。但是，除心肌梗死可导致血液中心肌肌钙蛋白水平升高以外，感染、炎症等多种可导致心肌细胞坏死的因素均可使肌钙蛋白升高，因此在心肌梗死的确诊时，还要化验肌红蛋白、肌酸激酶同工酶，这肌钙蛋白称为"心肌梗死三项"，同时结合临床表现和心电图等其他检查。

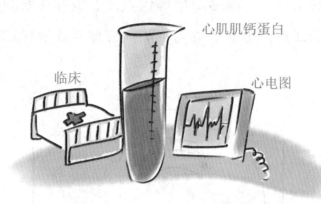

临床　　心肌肌钙蛋白　　心电图

能看清心脏血管的冠脉造影和 CT

冠脉造影是一项可用于检查动脉血管是否正常的检查，是诊断冠心病的一种有效方法，通过该项检查可清晰地看到冠状动脉的情况。这一检查是将导管从手臂桡动脉、股动脉（大腿）或其他周围动脉插入至主动脉，于冠状动脉开口处向冠状动脉注入造影剂，使冠状动脉显影，能清楚地将整个左或右冠状动脉的主干及其分支的血管显示出来。医生通过显影就可以判断冠状动脉是否存在畸形，血管有没有堵塞、狭窄以及阻塞的部位、范围、严重程度等，是目前唯一能直接观察冠状动脉形态和堵塞多少的检查方法，被称为诊断冠心病的"金标准"。

CT 检查是近年来兴起的一种较为先进的检查手段，是将电子计算机控制技术和 X 线摄影技术相结合的检查方法。这一检查可以发现冠状动脉狭窄的程度，在冠心病的诊治中起着重要作用。这种检查方法具有检查时间短，基本没有创伤，安全性高，不良反应小，程序简单等优点，但也存在着观察堵塞定量欠准确的缺点，也就是说它不能精细地判断冠状动脉的狭窄程度。

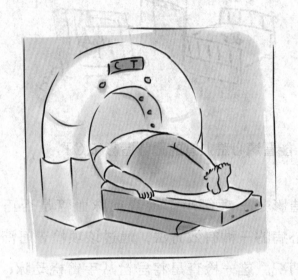

心肌梗死发生主要是软斑块破裂

存在于冠状动脉内的斑块分为两种，一种是钙化斑块，它比较稳定；一种是软斑块，又称为易损斑块，从字面意思来理解，就是容易受损、容易破裂的一类斑块。这类斑块的表面包膜很薄，内含脂质又多，就像大馅薄皮的饺子在煮的时候容易煮破露馅一样，在情绪激动、剧烈运动、血压升高、酗酒、寒冷等情况下，血流冲击或者血管痉挛时，软斑块包膜很容易破裂。软斑块破裂后，斑块内的脂质等物质涌出就形成了血栓，堵塞住心血管，就会引发急性心肌梗死。所以，软斑块可以说是存在于人体内的"不定时炸弹"，只要有引爆的条件，它随时可以爆炸破裂，引发严重的心脑血管事件，危及患者生命。事实上，突发的心肌梗死有90%以上都是由软斑块破裂引起的。

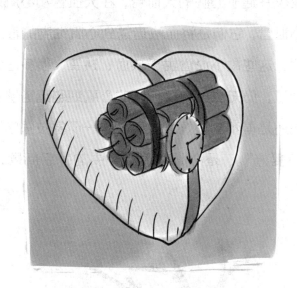

血运重建是救治心肌梗死的关键

治疗心肌梗死的关键在于血运重建。心肌梗死之所以发生，是因为营养心脏的血管中出现动脉硬化斑块，斑块破裂堵塞在血管狭窄处，切断了心肌的血液供应。血运重建就是要重新恢复对心脏的血液供应，目前的主要手段有搭桥、支架、药物溶栓等，支架和药物溶栓主要是打通堵塞的大血管，搭桥是用一条新血管连接到附近畅通的大血管，从而恢复阻塞血管供血部位的心肌供血。

放支架只能开通大血管

目前，对冠状动脉狭窄超过 75% 者（陈旧性、已建立侧支循环的除外）大都采用放支架的方法治疗。但是，有些患者治疗以后，胸闷胸痛仍然得不到明显改善。之所以会出现这样的情况，是因为放支架治疗仅仅开通了心脏的大血管，在大血管和心肌之间，还存在着许多微小血管，它们是将血液运送到心肌细胞的最末端通道。大血管堵塞后，这些微小血管由于缺血、缺氧，很多已经坏死，即使大血管开通了，仍无法再向梗死区的心肌细胞运送营养，所以心肌梗死的表现还是得不到很好的改善。这一现象被医学界称为"再灌注后心肌无复流"，是心肌梗死治疗中的棘手问题，需要药物治疗。

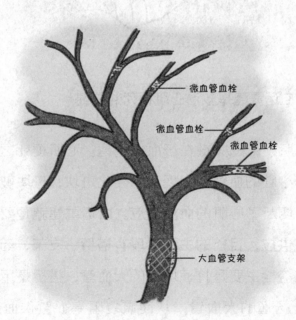

药物溶栓有严格的时间限制

药物溶栓，就是通过动、静脉把溶栓药物注入心血管的梗死部位，溶解已经形成的血栓，恢复心肌的血液供应。

这种方法简便易行，是大多数医院采用的治疗心肌梗死的主要手段，但它受到严格的时间限制，如果没有禁忌证的话都可以考虑溶栓治疗，而且溶栓越早，挽救的心肌就越多，尤其是发病3小时以内使用药物溶栓，可以起到最好的治疗效果。因此，心肌梗死患者发病后3小时以内这段时间又被称为"黄金时间窗"。如果发病超过这一时限，使用药物溶栓就很难有理想的治疗效果。

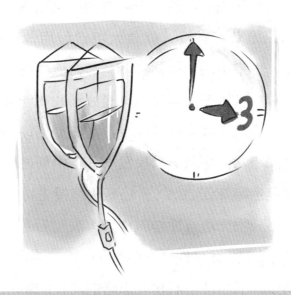

"新三联"方案：降低心肌梗死患者再住院率和死亡率

心肌梗死后心肌无复流及再灌注损伤，临床常规治疗措施效果不理想。无论是支架、溶栓还是搭桥，都只能疏通大血管，面对无数个堵塞的微血管肯定不能去放无数个微血管支架，也不能搭无数个微血管桥。国外尝试过安装远端保护装置、旋切和抽吸技术等手术治疗，目前尚未有报告发现能使心肌无复流明显改善；钙拮抗剂等血管扩张剂的作用机制尚不明确，疗效也没有大规模临床研究证据的支持；血小板Ⅱa/Ⅲb受体拮抗剂则有增加患者出血的潜在风险。具有保护微血管作用的通络中药，是比较理想的治疗路径，这就是中西结合的"新三联"方案。

　　"新三联"方案是中国医学科学院阜外医院副院长杨跃进教授在第十三届国际络病学大会上发布的针对急性心肌梗死救治的用药方案。第一是通络中药的代表药物通心络胶囊，一天3次，一次4粒；第二是负荷他汀，就是大剂量服用他汀类药物；第三是尼可地尔。方案中的负荷他汀可调节血液中高水平的脂质含量，尼可地尔具有扩张微血管作用，通心络胶囊能保护微血管，抑制微血管痉挛，从而减少无复流及再灌注损伤，促进心肌有效灌注，保护受损心功。杨跃进教授发现，上中剂量和大剂量的通心络，无复流发生率降低36.6%。杨跃进教授主持的国家973项目子课题"通络药物防治急性心肌梗死再灌注后心肌无复流的作用和机制"研究荣获中华中医药学会科学技术一等奖。三药合用，协同增效，有效降低急性心肌梗死患者的再住院率和死亡率，为救治心肌梗死患者、预防心肌无复流及灌注损伤提供了有效新方案。

　　另外，由于通心络胶囊也具有扩张血管的作用，所以即使在没有尼可地尔的情况下，单独使用通心络＋负荷他汀也能达到相同的治疗效果。

心肌梗死高风险人群日常应吃什么药？

对于心肌梗死患者来说，微血管越早得到保护，以后恢复的就越好，现在医院都为这类患者开通了绿色通道，就是为了让患者得到及时救治，但由于民众的知识水平和防治意识比较欠缺，误诊、迟诊的心肌梗死患者特别多，没法让微血管得到及时的保护，怎么办呢？专家认为，高血脂、高血压、高血糖等心肌梗死高风险人群可以把通心络作为一个日常用药，一方面可以降低心肌梗死的发病风险；另一方面，即使发生心肌梗死，通心络胶囊也可以起到增加组织灌注、保护缺血心肌、缩小梗死范围、减少并发症的作用，对心肌梗死患者意义重大。

治疗心肌梗死必须让大小血管都通畅

心肌梗死后放支架、溶栓，由于时间的原因只能开通大血管，小血管还是不通畅，不能让血液真正、彻底地到达梗死区域的心肌细胞。要有效治疗心肌梗死，必须让大小血管都通畅，通心络胶囊有这样几个特点：

（1）保护微血管，延长心脏微血管内皮细胞在缺血、缺氧环境中的存活时间，保证微血管的结构完整，维持心脏正常的血流通路，继续为心肌细胞输送营养。

（2）促进心肌缺血坏死区域的血管新生，为心肌细胞建立新的血液通路，恢复缺血区域的血液供应，缩小心肌梗死面积，从而恢复心脏功能。中国医学科学院阜外医院研究表明：通心络胶囊能保护心脏微血管内皮结构，明显缩小再灌注后心肌无复流面积，并促进微血管新生。

目前临床医生常在采用介入或溶栓治疗的同时配通心络胶囊，取得更加令人满意的疗效。《高龄老年（≥75岁）急性冠状动脉综合征患者规范化诊疗中国专家共识》中指出，口服通心络胶囊能保护ST段抬高型心肌梗死患者的心肌微血管的结构和功能完整性，防治急诊介入术后心肌无复流，促进心肌组织再灌注，缩小心肌梗死面积。《急性心肌梗死中西医结合诊疗指南》中指出，在常规治疗基础上，加用通心络胶囊可降低急性心肌梗死患者心源性死亡及心血管不良事件的风险，推荐患者以每次2～4粒、每日3次的剂量服用。

心肌梗死最需防复发

人体全身的血管是一个大系统，粥样硬化斑块的形成也不会只在一处，这次心肌梗死堵塞了一支血管，下次可能又会堵塞住另一支血管。并且，放支架的部位也会出现再狭窄，支架放在血管里就像水渠里生长的草，势必容易淤泥。通心络胶囊的特点是能防治血管再狭窄。辽宁省心血管病医院研究证实，通心络胶囊能降低支架术后血管再狭窄的发生率，从而有效防治心肌梗死复发。《急性心肌梗死中西医结合诊疗专家共识》中认为，通心络胶囊可改善冠脉微循环，提高组织水平心肌灌注。因此，该药被广泛应用于预防心肌梗死的复发。

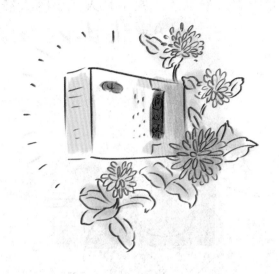

冠状动脉堵塞做了支架并没有万事大吉

陈大爷今年60岁，近几年来时常会有胸闷、胸痛的毛病，不过症状都比较轻微，他也没有予以重视，偶尔觉得难受了，吃几天医生给开的药，没啥症状了就不吃了。

由于他的疏忽，三月份的一天心绞痛突然加重，到医院检查发现有一支冠脉堵塞了90%以上，医生为其做了支架手术，手术十分成功。出院后，陈大爷按医嘱服用氯吡格雷、阿司匹林、辛伐他汀等药物。陈大爷以为既然做了支架手术，又服用着治疗药物，胸闷、胸痛的毛病肯定不会再发生了。可令陈大爷没想到的是，胸闷、胸痛症状一点也没有改善，他不敢大意，赶紧去医院咨询。医生告诉他冠状动脉安了支架并不能"一劳永逸"，做了支架手术也没有万事大吉，还必须坚持用药治疗。除了让他服用降脂的他汀类、抗凝的阿司匹林、氯吡格雷，医生又给他开具了通心络胶囊，叮嘱他按时按量服用。服用几天以后陈大爷胸闷、胸痛的症状就消失了，后来一直坚持服用，胸闷、胸痛的症状再也没有出现。

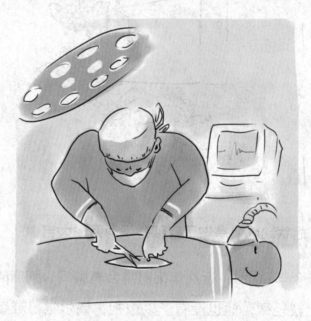

放支架后要服疏通微血管药

支架手术，简单来讲就是将支架输送到堵塞的冠状动脉处，让支架将堵塞的血管撑开，恢复心脏血液供应。但是放支架只能开通堵塞的大血管，人体的血管是一个大系统，在大血管和心肌细胞之间，还存在着许许多多微小的、密密麻麻的微血管，它们是将血液运送到心肌组织的最后通道。在冠脉堵塞以后，许多心脏的微血管都会因缺血、缺氧而受损；还有一种情况，当支架疏通大血管后，骤然恢复的血流会猛烈地冲击这些微血管，微血管的结构会遭到破坏，在医学中称之为"再灌注损伤"，这就需要在放支架疏通大血管的同时，还要服用畅通微血管的药物。

通心络胶囊被称为微血管的疏通剂，不仅可以增强微血管内皮细胞抗缺血能力和抗冲击能力，使其能在大血管疏通之后仍然维持正常的血流通路，供给心脑营养；而且还可以促进缺血区域的微血管新生，为坏死区域的心肌组织建立新的血液通路，减小缺血区域心肌损伤。

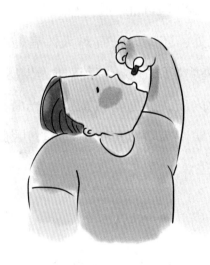

放支架的地方再堵了很麻烦

支架手术可以将堵塞或即将堵塞的血管疏通，但并不等于这个血管或这个部位不会再发生狭窄或堵塞。因为放支架就是在血管里放进了一个异物，就像小渠长了一棵草，长草的地方肯定容易淤泥，所以放支架的地方也容易发生再堵塞，尤其是患者的血脂、血黏度不正常更易发生。另外，人体全身的动脉血管是一个大系统，动脉中粥样硬化斑块的形成不会只在一处，放支架疏通了一处血管，其他地方也可能出现新的斑块堵塞血管，再次引发心肌梗死。

所以，做了支架的患者可在医生指导下长期坚持服用防治再狭窄的通心络胶囊，该药具有血液保护和血管保护两大作用，防止支架术后再堵塞。通心络胶囊血液保护作用主要为降脂、抗凝、抗炎，该药含有五种独特的虫类药成分，其中的多种酶类、水蛭素等可以清除血液中增高的甘油三酯和低密度脂蛋白胆固醇，对抗凝集的血小板。此外，还可以升高对人体有益的高密度脂蛋白胆固醇，使粥样硬化斑块难以形成；该药对血管内皮具有保护作用，可以修复损伤的血管内皮，让血管内皮变得光滑平整，同时可以解除血管痉挛，使斑块没有可以形成的环境，因此可以有效防止再狭窄或再堵塞的发生。

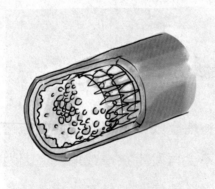

3. 心肌缺血

什么是心肌缺血

心肌缺血是指冠状动脉粥样硬化发生后，使心肌得到的血液灌注减少，不能支持心脏正常工作的一种病理状态。心肌缺血严重危害中老年人的健康，近年来随着人们生活水平的提高，人们的饮食结构及生活方式日趋多元化，各类健康问题也日益增多，冠状动脉粥样硬化逐渐呈现年轻化趋势，一些 30 ~ 40 岁的人经常发现心肌缺血。

心肌缺血的表现

心肌缺血往往以胸部疼痛、胸闷、心慌为主要症状表现，但也有相当一部分心肌缺血患者不会感觉到任何症状。因此，心肌缺血需要定期进行心电图检查，必要时需要冠脉造影及 CT 检查。

心电图不一定能发现所有心肌缺血

心电图是检查心肌缺血最常采用的方法，特点是方便、容易操作，不会给患者造成创伤，但实际的心肌缺血与心肌损伤并不一定都会在心电图上准确显示出来。所以心电图的检查必须结合多种指标和临床资料，进行全面综合分析，才能对心肌缺血的严重性做出正确判断。

心肌缺血的冠脉造影和 CT 检查

冠脉造影和 CT 是心肌缺血患者在临床上经常接受的检查，冠状动脉造影可以了解血管有无狭窄病灶存在，对病变部位、范围、严重程度、血管壁的情况等做出明确诊断。冠脉 CT 检查则具有检查时间短，基本没有创伤，安全性高，不良反应小，程序简单等优点，但判断狭窄的定量程度不如冠脉造影，尤其是不能准确判断究竟狭窄了百分之多少。

心肌缺血长期折磨人

心肌缺血的病变过程可能长达十几年甚至几十年，研究发现，许多人在青年，甚至儿童时期，动脉粥样硬化就已经在血管里出现，并开始影响心脏血液供应。随着时间的推移，动脉硬化使血管管

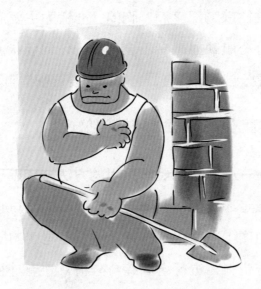

腔变得越来越狭窄，心脏缺血程度逐渐加重，患者往往会在天气变化、劳累、情绪激动等时候出现胸部不适、心慌等感觉，这就是临床上说的有症状心肌缺血。

无症状心肌缺血是"隐蔽"的敌人

无症状心肌缺血可以说是健康保障中"隐蔽"的敌人，这样的患者虽然平时没有胸部疼痛、憋闷等主观症状，但有条件的还是要通过冠脉造影、CT 等检查手段寻找心肌缺血的原因。无症状心肌缺血看似对正常生活没有影响，却会导致心脏长期缺血缺氧，很容易在情绪激动、劳累、饮酒等诱因的作用下引发严重的心脏急性事件。

据统计，在急性心肌梗死的患者中，有30%的患者先前毫无心肌缺血症状；在严重心肌缺血引发急性心源性猝死的患者中，有25%～50%之前根本没有胸部疼痛的病史。为此，医学人士普遍认为中老年人、肥胖者等冠心病高发人群应该定期进行体检，

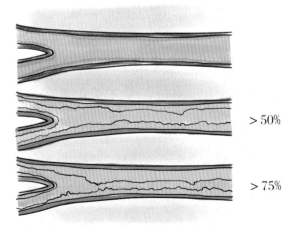

> 50%

> 75%

尽早发现"隐蔽"的敌人。

一般认为，冠脉造影是诊断心肌缺血的"金标准"，如果冠脉造影显示血管直径狭窄≥50%，即可诊断为心肌缺血；当管径狭窄≥75%时，就要放支架；<75%的话可以用保守的药物治疗。

冠脉狭窄并不一定表现为心肌缺血

冠脉狭窄直接导致供给心脏的血液减少，但心电图检查并不一定能发现有心肌缺血。狭窄程度尚不严重时，心肌细胞对缺血具有一定的代偿保护作用，也就是当血液供给轻度减少时，心肌细胞对血液的需求也相应减少，这就维持了心肌的代谢平衡。这时的患者既不会有胸部不适的心肌缺血症状，也不会在心电图检查上发现心肌缺血。如果不积极治疗的话，随着冠脉狭窄程度的不断加重，仍然会发生心肌梗死，这样更会让患者措手不及。

冠脉没有狭窄也可能发生心肌缺血

冠脉造影检查发现，许多患者虽然没有出现冠脉狭窄，却仍然有心肌缺血的心电图表现。在不久前的国际医学会议上，专家提出了心肌缺血的新概念——"太阳系"学说，是指患者经多种检查并没有发现冠脉狭窄，却仍然发生心肌缺血，这种心肌缺血是由于冠脉痉挛、炎症、血管内皮功能异常等原因引起的。心肌缺血就像处于太阳系中心的太阳，冠脉痉挛、冠脉炎症、血管

通络护心脑

TONGLUO HU XINNAO

内皮功能障碍等因素就像九大行星，它们都是心肌缺血发生的病因。

秦局长和"隐蔽"的敌人斗争了三年终于获胜

3年前，秦局长刚48岁，那时连续几年心电图检查都有轻微的下壁缺血。在别人看来，秦局长正是人生事业双丰收、风华正茂的好时候，但当时他却为自己的体检报告忧心不已。当时医生建议他做了冠脉造影，片子显示，秦局长的冠状动脉内已经出现好几处硬化斑块造成的狭窄，尽管他还没有出现任何与心脏有关的不适症状。

秦局长通过查阅网络资料得知，这种无症状的心肌缺血非常危险，很有可能在情绪激动或天气变化的时候加重，引发心肌梗死、猝死等严重的心血管事件，被称为"隐蔽的敌人"。

从此，"心肌缺血"就成了秦局长的一块心病，直到向一位医生朋友请教后，心里的石头才落了地。朋友告诉秦局长，无症状心肌缺血之所以危险，主要是患者因为没有不适症状而忽视用药治疗，如果能做到坚持用药的话，是完全可以做到防患于未然的。在全面了解秦局长的健康状况之后，医生朋友建议他坚持长期服用通心络胶囊，一方面可以稳定动脉硬化斑块，防止破裂形成血栓引发的心肌梗死；另一方面还可以消融硬化斑块，改善秦局长的冠脉狭窄状况，从根本上解除无症状心肌缺血的发病基础。

在医生朋友的指导下，秦局长从此开始坚持服用通心络胶囊，无论是工作日还是节假日，每天早饭、午饭、晚饭后半小时，他一定按时取出 3 粒通心络胶囊服用。3 年后当秦局长再次拿到自己的体检报告时，他惊喜地发现自己的冠状动脉狭窄已经基本消失，无症状心肌缺血的问题也不存在了。当别人问他为什么笑得那么高兴时，秦局长兴奋地回答说："因为我三年抗战，终于战胜了'隐蔽的敌人'！"

4. 心绞痛

什么是心绞痛

心绞痛是因为通过冠脉的血流量减少，不能满足心肌舒缩的需要，引起心肌急剧的暂时的缺血缺氧，从而引起的以心前区疼痛为主要临床表现的一组综合征。男性比女性更容易患心绞痛，劳累、情绪激动、饮食过饱、天气过热过冷等因素容易诱发心绞痛。

心绞痛的典型表现

心绞痛的典型表现有三方面要素：一是疼痛的部位与范围，为胸前区，即胸骨上段或中段后，疼痛常牵涉到左肩、颈部、手臂；二是疼痛性质，表现为压榨性、紧缩性疼痛，常伴有濒临

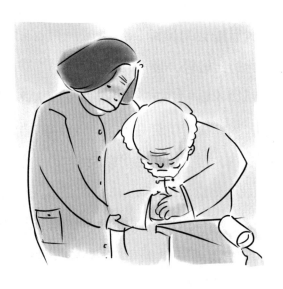

死亡的恐惧感；三是持续时间，多持续数分钟或十余分钟，一般不超过半小时。

心绞痛发生在每个人身上都不一样

两个心绞痛患者在一起讨论病情，多半会发现两人的症状表现并不完全相同，很可能一个人的疼痛位置在胸骨附近，疼痛持续时间只有四五分钟，舌下含服硝酸甘油就能明显缓解；另一个人的疼痛发生在咽部下方，疼痛时间将近 20 分钟，含服硝酸甘油也没有明显缓解。实际上，并不是每一个心绞痛患者的症状表现都那么典型，心绞痛在每个人身上的症状表现也都不太一样。

①疼痛位置不一样：心绞痛患者的疼痛感觉常在前胸部胸骨附近发生，也可在上腹部至咽部之间发生，有时可放射到左肩或左臂，偶尔也可放射到右臂、下颌、左肩胛骨等区域。

②疼痛感觉不一样：心绞痛常表现为压榨性疼痛，患者在疼痛时可能会有紧缩、窒息或沉重、闷胀、烧灼等感觉。这些感觉开始时比较轻，逐渐加重。

③疼痛时长不一样：心绞痛大多都是短时阵发性疼痛，多数患者的疼痛感觉会在 3 ~ 5 分钟内消失，也有患者会持续到 15 分钟左右，极少数患者可以持续 30 分钟。

④缓解方法不一样：有的心绞痛患者在发作时只需要停止活动，稍事休息，疼痛就可缓解或消失；有的心绞痛患者在发作时就需要舌下含服硝酸甘油、速效救心丸，才能在 3 ~ 5 分钟

后缓解；也有一些心绞痛患者，靠单次含化硝酸甘油往往不能缓解症状，需要多次含化硝酸甘油，还要静脉点滴硝酸甘油，才能缓解。

症状不同是因为发病机制不同

为什么心绞痛患者的症状不完全相同呢？这一方面是因为他们心肌缺血的位置、轻重各不相同，更重要的是他们的发病机制也不完全相同。所有心绞痛都是发生在冠状动脉血流量降低基础上的，很多原因都可以造成冠状动脉血流量降低。

有的心绞痛患者发病，是因为冠状动脉里出现粥样硬化斑块，使管腔变得过于狭窄而影响血液流过。这样引发的心绞痛症状比较典型，常发生于劳动强度增加时，持续数分钟，休息或用硝酸甘油后就可消失，临床上叫作"稳定型心绞痛"。

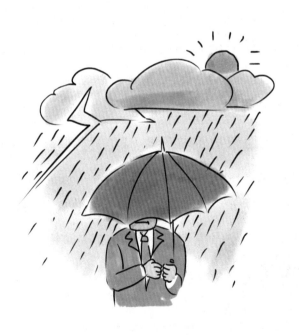

还有的心绞痛患者之所以发病，是在冠状动脉硬化的基础上，受情绪波动、天气变化等因素的影响，引发冠脉痉挛，导致管腔剧烈收缩，使局部心肌血流量明显下降。这样引发的心绞痛程度更重，发作时间更长，硝酸甘油等药物的缓解效果也不明显，而且发展成心肌梗死的可能性比较大，在临床上被称作"不稳定型心绞痛"。

解决心绞痛的困扰，改善血管和改善血液都重要

对于心绞痛患者来说，含服硝酸甘油只能起到暂时扩张血管的作用，是缓解心绞痛的权宜之计，长期应用硝酸甘油类扩张冠脉血管，也会逐渐失去效用。硬化的血管就像一条失去弹性的破旧水管，服用扩血管药物也无法再使它扩张。

要想从根本上解决心绞痛的困扰，还是要从改善血管本身与改善血液做起。通心络胶囊具有"双管齐下"的防治作用，既能降脂抗凝，改善血液的黏稠度，预防冠状动脉硬化，防止斑块形成，消融已经形成的斑块；还能抑制血管痉挛，通过改善血管内皮功能障碍，降低缩血管物质内皮素（ET）水平，升高扩血管物质一氧化氮（NO）水平，从而调节血管舒缩功能，抑制冠脉痉挛，有效防止心绞痛的发生。在最新出版的《冠心病合理用药指南》（第2版）中建议，心绞痛患者可以每日3次，每次2～4粒的剂量服用通心络胶囊。

真实世界研究的心绞痛大数据

2018 年 3 月 17 日，上海长征医院吴宗贵教授在第十四届国际络病学大会上介绍了通心络胶囊治疗心绞痛真实世界研究概况。吴教授指出，该研究在全国 28 个地区的 1000 余家医院中开展，收集了 23340 例心绞痛患者，涵盖了劳累性心绞痛、自发性心绞痛、混合性心绞痛等多种临床常见的发病类型，许多患者伴有糖尿病、高血压、血脂异常、脑卒中等疾病，与现实生活中心脑血管病患者多为"三高"的情况是一致的。患者接受抗凝、降脂、扩冠的基础治疗再加服通心络胶囊，结果服用通心络胶囊后，患者缓解心绞痛的疗效提高了 25.3%，缓解胸闷的疗效提高了 28.3%，心电图 ST 段下斜性下移幅度明显改善，患者的肢体活动、心绞痛稳定状态、心绞痛发作情况、治疗满意度均得到不同水平的改善。一个中药项目开展范围如此之广、涉及医院之多、研究项目之丰富的真实世界研究，在我国实属罕见。

真实世界研究是什么

真实世界研究是国际医学界最新推出的药物疗效研究方法，其特点是客观、科学、真实，能最大限度还原药物临床应用中的真实疗效。一方面，真实世界研究不限制入组患者的年龄、性别、病情，这就确保了研究对象和现实中的患者具有高度的一致性。另一方面，真实世界研究的数据来源非常广泛，除了收集传统临床研究重视的医院门诊、住院病历记录的症状、化验指标外，还会收集医保部门、民政部门、公共卫生部门日常监测、记录、储存的各类与健康相关的数据。随着科技的发展，患者通过可穿戴智能设备监测的心率、血压、心电图等健康记录也被真实世界研究收集，通过海量的数据，分析评价药物在各种现实生活环境影响下表现出来的安全性和有效性。真实世界研究因而被称为药物的"终极大考"。

5. 冠心病的一二级预防

预防冠心病也要从娃娃抓起

一提起冠心病，人们往往与那些老态龙钟、颤颤巍巍的老年人联系起来，好像这是一种老年人的专有病，至少也是中年人才需要注意的问题。事实并非如此，因为冠心病是动脉硬化引发的疾病，动脉硬化的发生"冰冻三尺，非一日之寒"，是一个极其漫长的过程，有些甚至是在发病前几十年就开始形成。有研究者曾在3岁儿童的血管里发现动脉硬化早期病变的迹象，证明了动脉硬化并不是老年人的专有疾病。

动脉硬化之所以发生，是由于高血脂、高血压、高血糖等危险因素损伤血管内皮，致使脂质沉积在血管壁上，形成动脉硬化斑块，阻碍心肌的血液供应。如今随着生活水平的提高，饮食结构的变化，高血脂、高血压、高血糖在年轻人群中的发病率日趋上升，致使动脉硬化的年轻化也变得越来越严重。为此有专家提出，应从学龄前时期就开始采取干预措施，才能有效避免动脉硬化。可见，冠心病的预防工作也要"从娃娃抓起"。

冠心病的一二级预防

目前，我国每年因冠心病死亡的人数约有 260 万，平均每小时死亡约 300 人，而且发病率和死亡率还在不断上升，给社会和家庭造成沉重的负担。实际上，冠心病完全可以通过一、二级预防来进行预防治疗。

一级预防是控制高危人群发病

冠心病的一级预防，是针对没有发生冠心病的高危人群的预防。随着现代生活水平的提高及生活节奏过快，患有高血脂、高血压、糖尿病等疾病以及吸烟、肥胖的人越来越多，而这些人恰好是心血管病发病的高危人群。为什么会出现此种情况呢？因为这几个因素最容易损伤血管内皮，血管的内皮损伤正是冠心病心肌缺血、心绞痛、心肌梗死发病的始动因素。在血管内皮受损的情况下，血液中的脂质、血小板、炎性物质就可以附着在血管壁上，逐渐形成粥样硬化斑块，造成心肌缺血，如果斑块一旦破裂，形成的血栓碎块就会随血流运行堵塞住血管，引起心肌梗死。

只有通过日常保健和合理用药保护血管内皮，避免斑块形成，稳定斑块防止破裂，使心脏的血液供应保持畅通，才能从源头上控制冠心病，实现冠心病的一级预防。

二级预防避免心肌梗死发生和再发

心血管病二级预防针对的是已经患上了心血管病的患者，这些患者可以分为两种情况：第一种情况是患者的心脏血管里已经有了斑块，引发了心肌缺血、心绞痛等心血管病，这就需要通过二级预防稳定斑块、缩小斑块，防止斑块破裂出现心肌梗死这样的急性心血管事件。第二种情况是已经患过心肌梗死，经溶栓、支架治疗后病情已经好转，需要通过二级预防避免再发。

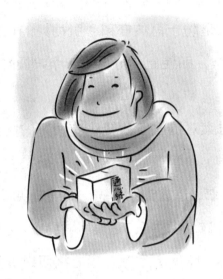

"金三角"方案能实现一二级预防

专家们一致认为，防治冠心病关键在于一、二级预防，实现一、二级预防，就要长期服用降脂的他汀类药物和抗凝的阿司匹林等，同时服用通心络胶囊。通心络胶囊的优势是降脂、抗凝、抗炎，保护血管内皮，抑制斑块形成和稳定斑块，防止血管再狭窄。通心络胶囊与他汀类组合可以增强降脂效应，与阿司匹林组合可以增强抗凝、降低血黏度的作用，还能明显改善阿司匹林抵抗，也就是说长期服用阿司匹林后，药效降低了，同服通心络胶囊后，可以提高阿司匹林的疗效。他汀类药物、阿司匹林、通心络胶囊三药合用，构成冠心病防治的"金三角"方案。

"金三角"方案具有三大优势：第一是保护血管内皮，修复血管内皮；第二是抑制粥样斑块在血管内的形成，稳定容易破裂的斑块。这两条是冠心病的一级预防，适用于未发生冠心病的高危人群。第三是防止再狭窄和心肌梗死的再次复发，适用于患过冠心病的人群，即使是放过支架、溶过栓的患者也要长期服药。

"金三角"方案对脑血管病变也有很好的防治效果。由于人体血管是一个整体，血管的病变不只在一处发生，发生在脑血管就会引起脑血管痉挛，造成头晕头痛。如果斑块脱落或逐渐增长，会堵塞血管，中断脑组织供血，引发脑梗死，出现半身不遂、语言不利、口舌歪斜、肢体麻木等。通心络可以促进脑梗死区域的毛细血管新生，建立侧支循环，恢复对梗死区的供血，使大脑梗死区域明显缩小，修复受损脑组织，从而改善半身不遂、语言不利、肢体麻木等后遗症状。治疗脑中风及其后遗症，专家建议每天服用通心络胶囊3次，每次4粒，3个月为一个疗程。《中国脑梗死中西医结合诊治指南（2018）》指出，一项联合11家医院的临床研究结果显示，服用通心络胶囊28天的脑梗死患者的恢复情况优于对照组，1年后脑梗死的复发率也低于对照组，且无明显不良反应。

得过心肌梗死的人最害怕再来一次

近年来随着医学技术的发展，心肌梗死的抢救方法越来越完善，抢救成功率也越来越高，甚至可以说是"立竿见影"。不少患者在术后2~7天就自觉症状消失，便以为自己的病已经治好，急于恢复工作，甚至擅自停药或重新加入"烟民"的队伍，结果不久后因为更严重的心肌梗死发作而再次入院。心肌梗死的再发率很高，每一次复发都必然伴随着病情的进一步恶化，原因就是没有消除心肌梗死发生的根本——动脉粥样硬化病变。如果要有效地预防心肌梗死后复发，患者必须在介入、溶栓后仍然坚持药物治疗，抑制硬化斑块形成、稳定易损斑块，这样才能防止心肌梗死后再狭窄，有效防止心肌梗死的"再来一次"。

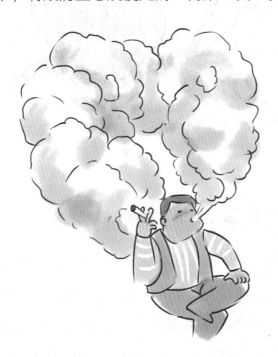

卡断心血管病发生的链条

"心血管事件链"是国际医学界近年来对心血管病发病规律的最新认识，由美国著名心脏病学专家Braunwald教授首次提出，他认为心血管疾病是以高血脂、高血压、高血糖等致病因素造成的动脉粥样硬化病变为起点，以心源性猝死为终点，中间穿插着冠心病、心律失常、慢性心力衰竭等心血管病变的一个个事件环节。如果想有效预防心血管病，需要从高血脂、高血压、高血糖等初始环节开始进行干预。

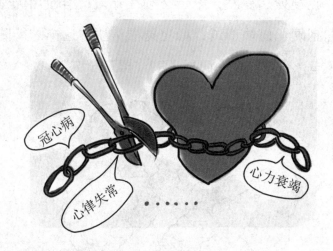

 赵先生"8年抗战"取得了胜利

"只要坚持，做什么都能成功"，这句话是赵先生的座右铭，凭着这份坚持，他通过十几年的不懈努力，把自己那家不起眼的小店铺一步步变成了国内知名的大企业。但正当赵先生信心百倍地准备进一步扩大业务范围的时候，50多岁的他突然在健康的"战场"

上遭受到病魔的袭击，因为严重的心肌梗死急性发作而不得不住进医院。

经过抢救，赵先生总算度过了急性期，病情平稳了一个时期，医生通过冠脉造影发现，赵先生的一支冠脉血管已经完全阻塞，建议他做心脏血管搭桥手术。赵先生犹豫了，支架没法做，搭桥又不愿做。医生考虑再三，决定让赵先生服用通心络胶囊治疗，并告诉他这种药物可以保护和修复梗死区的微血管，恢复梗死区的血液供应，另外还能抑制新的斑块形成，稳定易损斑块，防止发生新的梗死。

从此，赵先生把"按时服药"列入生活日程，在长达8年的时间里，他认真按照每天3次、每次4粒的用量坚持服用通心络胶囊，即使出门在外，也不忘随身携带。

慢慢地，赵先生感觉不仅心肌梗死后的各种症状没有了，就

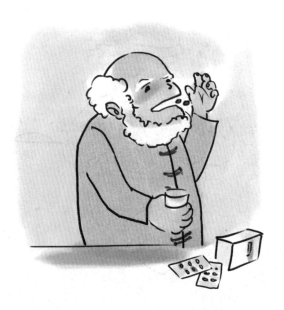

连心肌梗死前常有的胸闷、气短等不适感觉也消失了，当 8 年后医生再次给他检查 ECT 时，发现原先心肌梗死的区域已经大为缩小，不再影响日常生活。"只要坚持，做什么都能成功"，赵先生坚持的"8 年抗战"也终于换来了健康战场上的"胜利"。

大胖子不要只指望小药片

对于冠心病患者及高发人群，药物防治当然是不可缺少的，但防治冠心病也不能仅靠药物。现在有许多体重超标的朋友，在了解到自己是冠心病高发人群后，就把服用药物看成是预防工作的全部，将自己心脏健康的全部希望都寄托在"小药片"上。实际上，除了日常的药物防治外，健康的生活方式也是不可或缺的，结构平衡的饮食、简单易行的运动、规律的作息时间，都有助于预防高血压、高血脂、高血糖，从根本上阻断冠心病的发生。

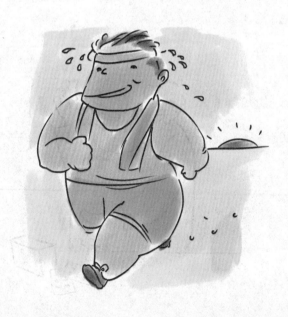

糖尿病要护心降糖并举

很多冠心病的患者在住院后又被检查出糖尿病。实际上，糖尿病患者是冠心病高发人群，许多糖尿病患者都患有不同程度的心肌缺血、心绞痛等心血管并发症。据统计，有50%的糖尿病患者死于心血管并发症。专家提醒，糖尿病患者必须"护心""降糖"齐头并进。

糖尿病为什么容易引发冠心病呢？糖尿病是一种慢性全身进行性内分泌代谢性疾病，患病后不仅导致人体内糖代谢紊乱，还会导致脂肪、蛋白质、水及电解质等的代谢紊乱。长期持续的高血糖、高血脂会破坏血管内皮细胞，形成动脉粥样硬化斑块，阻碍心脑血液供应，从而引发心肌缺血、心绞痛。持续高血糖还会致使斑块破裂，引发心肌梗死等心脏急性事件。另外，研究发现，伴有糖尿病的心肌梗死患者在溶栓、介入治疗后出现后遗症的风险远远大于普通心肌梗死患者，专家认为，这是心肌组织中的微血管被高血糖破坏的结果。

糖尿病患者要想避免心血管并发症的发生，就应尽早采取预防措施。首先，要改变生活方式，合理安排饮食，选择强度适宜的体育锻炼，积极减肥，控制体重，戒烟限酒，保持健康的生活方式。

第二要积极用药，控制血糖达标。尽量将空腹血糖控制在6.0～7.0mmol/L（毫摩/升），将餐后两小时血糖控制在8.0～10.0mmol/L（毫摩/升），糖化血红蛋白控制在6.0%～7.0%。

值得注意的是，随着病程的延长，患者的胰岛功能会不断减退，很多人口服单一西药降糖药的疗效逐渐下降，需要联合中药降糖药一起应用，比如津力达颗粒，该药能恢复胰岛 β 细胞功能，促进胰岛素分泌，改善胰岛素抵抗，能明显降低血糖及糖化血红蛋白，显著改善糖耐量异常，促进血糖达标；该药还可调整血脂代谢，这一点对于冠心病患者非常有益处，应该说患有糖尿病同时又出现了冠心病并发症，服用津力达非常合适。

第三是控制血脂，保护血管内皮。糖尿病患者血脂控制的目标值应该比正常人的血脂更低为最佳。由于通心络胶囊中含有多种酶类、水蛭素，可以清除血管中增高的低密度脂蛋白胆固醇和三酰甘油，并能升高高密度脂蛋白胆固醇，可有效改善糖尿病患者血液状态。郑州市第二人民医院通过临床研究发现：通心络胶囊可有效改善糖尿病患者的血液高凝状态，此外还有改善胰岛素抵抗作用，可在临床上用于防治糖尿病合并冠心病。因此，糖尿病患者可以将通心络胶囊配合降糖药物一起服用，实现"护心""降糖"的双管齐下。

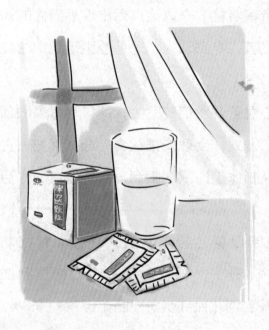

6. 专家眼中的通心络胶囊

中国工程院院士、山东大学齐鲁医院张运教授

对于亚临床动脉硬化的患者，在现代化常规抗动脉硬化治疗的基础上加用通心络胶囊，能延缓颈动脉内中膜厚度、斑块面积和血管重构的进展，且安全性良好。

中国医学科学院阜外医院杨跃进教授

通心络胶囊有可能在急性心肌梗死再灌注治疗时成为保护内皮细胞功能、维护心肌微血管的完整性，从而保证急性心肌梗死冠脉再通后实现真正心肌有效再灌注的特效药物。

研究发现，通心络胶囊可以改善心肌血流灌注，24 小时心电图 ST 段回落率提高 20％，降低 PCI 术后无复流发生率 36.6％。

江苏南通市中医院朱良春国医大师

虫类药具有血肉有情、钻透剔邪之特性，搜风通络，化瘀解痉，富有潜能，独擅其长，非草木药所可比拟也。以虫类药为主创制

通心络胶囊治疗心脑血管疾病，疗效卓著，行销海内外。

连美国人都 OK 了

通心络胶囊对冠心病的疗效连美国人也不得不竖起拇指连说OK。2010 年，中国工程院院士张运教授关于"通心络稳定易损斑块"的研究论文发表在世界级权威医学杂志《美国生理学杂志·心脏循环生理》上，编辑部还为此配发了《传统中医药对现代医学的挑战》的专题评论，认为通心络胶囊"为高危患者点燃了希望之灯……通心络在此领域中具有潜在的临床价值，有望成为一个斑块稳定剂"，对通心络胶囊的治疗作用给予了高度评价。

张运院士表示，关于复方中药研究的论文在西方主流医学杂志上发表非常少见，这是关于中药复方药物疗效研究的论文在美国医学权威专业杂志上的首次发表。

2015 年 4 月，通心络胶囊稳定易损斑块的研究再发国际循环领域排名第二的杂志《欧洲心脏杂志》。2019 年 3 月，通心络胶囊干预颈动脉斑块循证研究论文发表在国际权威科技期刊《自然》子刊《科学报告》上。专家指出，本项研究是国际上首个中药干预颈动脉斑块的临床循证研究，在最具影响力的国际性科技期刊上发表这样一篇关于复方中药研究的论文非常少见。

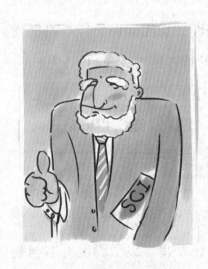

7. 患者心声

我同冠心病的抗争

我患冠心病、高血压、高血脂多年，因病情加重住院治疗。经冠状动脉造影确诊：左降支两处重度狭窄，被迫做了支架植入手术。术后病情虽缓解，但医师的告诫，使我心绪茫然。

医师说，支架不能为你心脏上保险，按概率，术后20%的患者血管可能再阻塞。你血压、血脂高，要坚持长期治疗，切不可大意。联想到附近几位患者相继去世，心情更为惶恐。

我年届七十，体质虚弱，是个企业普通职工，退休已17载，收入微薄，家境不宽，这种弱势，怎抗今后重负。惶惑中我强迫自己镇定下来，理智对待，振作精神，同疾病抗争。探究治疗调养方法，争取逆转病情，延续生命。这时医生给我开了通心络胶囊服用。

通心络胶囊在我的治病过程中起到了重要作用。至今我已服用18个月了，它帮我控制了血压，降低了血脂，缓解了心绞痛。服药期间，我多次体检，肝肾功能结果均正常，而且药价适中，平民吃得起。

第二篇 通心

61

我的 4 位冠心病病友也服通心络胶囊，在一起交流时，他们对疗效也很肯定。比起手术之初，现在我的身体好了许多，心情也放松了许多，与疾病做斗争的信心也增强了许多。

（广西　张某）

 长期胸痛太折磨人了

"我最近刚做过复查，医生说病情稳定，控制很好，而且我自己感觉也基本没什么症状了。"郄先生今年刚过七十岁，患有高血压多年。几个月前，郄先生毫无征兆地出现了胸痛症状，还出现过一次晕厥。在家人的陪伴下，他赶忙去医院检查，被诊断为冠心病，当时便做了球囊扩张，并用药治疗，好转后便出院了。之后，郄先生的胸痛症状一直时有发生，尤其最近一段时间，胸痛发作频繁，而且有越来越重的趋势。无奈，郄先生只好再次就医，并且吃了不少西药的他，这一次希望通过中医药来治疗。

在河北以岭医院，贾振华教授为郄先生仔细辨证，认为属气虚血瘀、心络瘀阻证型，为他开了益气化瘀通络的通心络胶囊。坚持服药一段时间，郄先生胸痛症状减轻，近期复查，胸痛症状几乎未再出现。

 对症才有疗效

我是个喜欢探索、喜欢试验而又爱怀疑的人。在治疗冠心病的过程中，也是如此。

10 年前，我被确诊患有冠心病，服用了多种药物，疗效都欠理想，还一度被医生下过这样的结论："你的冠心病已非药物所能打通，必须手术治疗。"但我不能接受手术治疗带来的风险。一次我在报纸上看到介绍通心络胶囊治疗冠心病的独特作用，就抱着试试看的态度，开始服用。

为了验证疗效，多年来我一直把服用过的各种药物的疗效都记在自己的保健卡上。我的健康卡上这样记着：服通心络胶囊以来，情况愈来愈好，而且血压稳定。

前不久，我到医院疗养了十来天，对身体做了全面检查。我的总胆固醇为3.71mmol/L，全血黏度、血浆黏度等均OK，血压130/80mmHg，心脏彩超显示某些方面较前也有改善。医生说："像您这样近80岁的老人，血压、血脂、血黏度等各项指标都这样好，实在难得。"我心里明白，这是与通心络的功效分不开的。我相信，只要自己注意心脏保护，并坚持服用通心络胶囊，困扰我多年的心绞痛型冠心病这匹桀骜不驯的野马，定能得到很好的控制。

（湖南　刘某）

相信科学　关爱健康

现在我想谈的是关于健康的话题。人们常说健康就是财富，这一点也不错。随着年龄的增长，人的组织器官不断老化，各种病魔乘虚而入，我有亲身的体会。55岁那年我身体就逐渐出现毛病，失眠、头昏、烦躁、身体不适，医生说是更年期早期症状。尽管我常去看病治疗，短期服药，也未能得到缓解。年复一年，病情就逐步加重，胸闷痛、气短、头昏脑涨、心悸、乏力、视物不清，特别天气变化时闷痛频频发作，冬天比夏天更加严重。多次做心电图及各种检查，诊断是窦性心动过缓，左前分支传导阻滞。几年来我到处求医吃药，每年要花掉几千元，身体也未能得到好转，感到十分无奈，又很苦恼。

一天，我从报纸上看到几期关于通心络胶囊的详细介绍，说通心络胶囊治疗心脑血管病更有效，全面阻击心脑血管病的发生。看完这几篇文章后给我很大的启发，我把摘要剪下来，压在玻璃下，认真看了几遍。内容很丰富，有科学依据，我下决心参照报纸先用小剂量服一个月：通心络胶囊每日3次，每次2粒，维生素 B_{12} 片，克朗宁1片。想不到我只服用半个月就见效了，一个月后各种症状基本消失，现在我还在继续服用。我现在感觉良好，每天保持锻炼，饮食清淡，多喝水，多吃水果、青菜，心情好，笑口常开，这就是我的收获。

（福州　廖某）

 一个心血管病患者的体会

我今年63岁，是一名退休护士。几年前正在上班时，我突然感到头晕、眼花、手发麻，注射器不知怎么回事掉到了地上。我以为是劳累了，但是休息了两天，头仍然感到眩晕，一检查，是高血压病，高压180mmHg，低压110mmHg。为了尽快解除病痛，我住院进行治疗，经输液、服药，病情有所好转。

出院后，没有多长时间，血压又升了上来。医生说，高血压患者要终生服药的。从此，我和降血压药结下了不解之缘。由于我是过敏体质，每一种药吃不了多长时间，就必须换药，否则，药的不良反应使我更加难以忍受。所以，我几乎吃遍了所有的中、西降压药，但都是治标不治本，吃药，血压就下降；停药，血压就升高。时间长了，又出现了左心室肥大、胸闷、气短等症状，使我产生了悲观情绪。

有一天，我从《老年日报》上看到了通心络胶囊是治疗心脑血管病的良药，可以在把血压降低的同时，使硬化了的血管变软，逐渐溶解血管内的血栓，修复血管内壁，提高心脑血流量和带氧量，使气血通畅，从而达到治本的目的。在医生的指导下，我开始服用通心络胶囊，服药 2 个月后，感觉头脑清醒了很多，继续服药 6 个月后，奇迹出现了，高血压的所有症状都消失了，我又坚持服药 2 个月，不但血压完全正常和稳定，心脏也恢复了正常。

现在我的心情非常舒畅，是通心络胶囊让我告别了高血压，提高了我的生活质量。通心络胶囊真不愧为治疗心血管病的良药。

（河南　赵某）

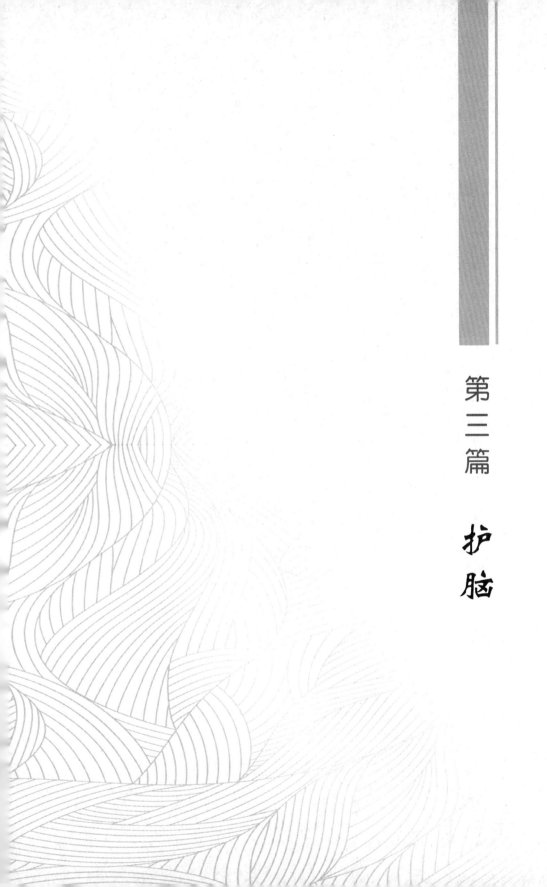

第三篇

护脑

1. 脑梗死

赵大伯的脑梗死后遗症终于好了

　　每天早晨天还没有亮，就可以闻到包子的香气传遍整个小巷。赵大伯家是这个小镇上唯一做包子生意的人，虽然小镇上人不多，但每天清晨都可以看到，赵大伯家的包子铺门前排了好多人买包子。虽是小本生意，不过也够赵大伯供女儿上学和维持一家子生活的基本费用了，即使每天需要早起和面、准备做包子的基本材料，很辛苦，但三口之家过得依然很开心。

　　这一天，赵大伯像往常一样，在别人还在睡觉的时候就起床，打算开始一天忙碌的工作。可他却感到一侧肢体麻木无力，活动不灵活，开始以为是侧身睡觉时间太长压麻了，就没有太在意，可刚走了几步，突然昏倒，不省人事，并且口眼歪斜。赵大妈看到丈夫晕倒后，吓得全身发抖，没了主见，一边哭一边呼唤赵大伯，可赵大伯根本回答不上来一句完整的话。赵大妈哭着跑去叫邻居帮忙打了120。

　　到了医院后，医生诊断为急性脑梗死，必须马上溶栓治疗，否则就会有生命危险。原来赵大伯之前就患有心律失常，再加上每天起早贪黑忙着包子铺的生意，劳累过度，出现了房颤，这时容易在心房内形成血栓，栓子脱落，随血流运行到大脑，造成了现在的脑栓塞。为了使缺血性脑组织在出现坏死之前恢复正常的血流，抢救脑细胞，医生们采用了溶栓治疗，防止血栓扩延和新的血栓发生。经过了几个小时的抢救，赵大伯终于清醒了过来，脱离了生命危险，赵大妈也激动地流下了眼泪。

不过遗憾的是，虽然溶栓很成功，但是赵大伯的一侧身体还是有些不灵活。赵大伯和老伴为了不让在外地上学的女儿担心，没有把患病的事告诉女儿。转眼暑假到了，女儿回家后看到父亲用右手拿筷子都十分费劲，心情很难过，她真的接受不了眼前的事实，毕竟父亲还那么年轻啊。

于是，她开始到各大医院寻医问药。有专家给她介绍通心络胶囊，不仅可以治疗心绞痛，也可以用于气虚血瘀络阻型中风，半身不遂或偏身麻木、口舌歪斜、言语不利。这不正好对父亲的症状嘛！

女儿给赵大伯买了药后，遵照医生嘱咐，让他按照一次4粒、一日3次的用量，坚持服用了不到半个月，结果患侧不灵活明显改善。加上针灸，每天进行康复锻炼，不到三个月的时间，赵大伯和正常人几乎差不多了！全家人都很高兴，女儿可以安心地去上学，赵家的包子铺又可以重新开张了！每天早晨巷子里很远处又可以闻到阵阵香气！

什么是脑梗死

脑梗死又称缺血性卒中，中医称之为卒中或中风。本病系由各种原因所致的局部脑组织区域血液供应障碍，导致脑组织缺血缺氧性病变坏死，进而产生临床上对应的神经功能缺失，可依据发病机制的不同分为脑血栓形成、脑栓塞和腔隙性脑梗死等主要类型。斑块破裂致使脑血栓形成是脑梗死最常见的类型，约占全部脑梗死的60%。

局部脑组织供血障碍可导致神经功能缺失表现

当血管中的硬化斑块破裂形成血栓，随血流运行到大脑，堵塞住某一支脑血管时，就会引发可怕的脑梗死。堵塞的部位不同，患者出现的症状也不尽相同。如果负责运动的脑组织梗死，多半会引起半身不遂；如果负责感觉的脑组织梗死，可能会让患者对冷热、锐钝等外界事物的感觉异常；如果负责语言的脑组织梗死，往往会导致语言不利。

 ## 得了脑梗死，该查磁共振还是 CT？

从精准度而言，CT 扫描层比较厚，容易漏掉小的梗死灶，磁共振的扫描层厚比较薄，有利于发现小病灶。因此，核磁共振扫描在脑梗死发生后 3 个小时就可以发现病灶，CT 一般要等到脑梗死发生后 12 ～ 24 小时才能发现病灶。但 CT 在排查急性脑出血方面优于磁共振。

颈动脉彩超对了解脑血管是否健康意义重大

血管是人体的一个大系统。早在 19 世纪，法国名医卡萨尼斯就有名言"人与血管同寿"。近年来，医学界更提出了"泛血管"的概念，强调人体内从大血管到小血管，一直到微血管，都是一个整体。这意味着，人们可以通过观察某一个区域的血管，推断出人体整个血管系统的健康状况，并大致评估出患某些疾病的风险水平。颈动脉不仅位置表浅且固定，检测正确性高，而且也是脑部血液供应的关键通道。所以，颈动脉彩超检查现在已经成为临床常见体检项目。

目前，颈动脉彩超检查的主要指标包括内中膜厚度、斑块面积和血管重构指数。内中膜厚度越大、斑块面积越大，说明动脉硬化的程度就越高。斑块体积越大，血管重构指数异常，说明动脉硬化造成的血管内阻力越大，血液越难在血管中流动。

颈动脉有斑块就要吃药预防脑梗死

脑梗死的预防分为两个级别。一级预防是针对没有发生过脑梗死的高危人群的预防。传统观点认为的高危人群包括动脉粥样硬化、高血压、高血脂、糖尿病等患者，因为这些人群的血管非常容易形成斑块。实施一级预防就是保护血管，抑制这类人群的斑块形成。

通心络胶囊具有良好的降脂抗凝效果，它含有五种独特的虫类药成分，其中的多种酶类、水蛭素等可以清除血管中的高胆固醇和甘油三酯，并能升高血液中对人体健康有益的高密度脂蛋白含量，修复受损的血管内皮。由中国工程院院士张运牵头，山东大学齐鲁医院为组长单位，联合中国医学科学院阜外医院、华中科技大学附属协和医院等国内 35 家三甲医院开展了通心络胶囊防治颈动脉斑块的循证临床研究。在全国 18 个省内筛选出 1212 例颈动脉粥样硬化斑块患者作为研究对象，在临床常规治疗的基础上加用通心络胶囊，观测用药 2 年后双侧颈动脉内中膜厚度、斑块面积和血管重构指数等指标的变化。研究证实，通心络胶囊可以减少颈动脉内中膜厚度，缩小斑块体积，阻止血管中斑块的形成与进展，实现一级预防，这就为治疗颈动脉斑块提供了一个确切有效的药物。

发生过脑梗死的患者应采取二级预防

脑梗死二级预防是针对过去发生过脑梗死目前病情尚稳定，或者采取溶栓术后已经痊愈的脑梗死患者。这样的患者血管里仍有斑块，需要通过二级预防稳定斑块，避免因斑块破裂而再次引发脑梗死。

早在 2009 年，通心络胶囊稳定斑块的研究论文就刊登在国际权威医学杂志《美国生理学杂志》，论文指出通心络胶囊可减低血脂水平并抑制系统性炎症，增加血管动脉粥样硬化斑块的稳定性，防止破裂。《美国生理学杂志》编辑部专门发表评论文章，充分肯定了通心络胶囊稳定斑块的临床价值。通心络胶囊既能安全有效地减小颈动脉内中膜厚度、斑块面积和血管重构指数，又能够缩小血管内的易损斑块，防止斑块破裂，脑梗死的发生风险也就随之降低。所以，常服通心络胶囊可以实现脑梗死二级预防。

治疗脑梗死的关键是疏通血管

对于正处在急性发作期的脑梗死患者来说，治疗用药的关键在于疏通血管、消融斑块。

首先，通心络胶囊能够减小颈动脉内中膜厚度、斑块面积和血管重构指数。

其次，通心络胶囊具有保护微血管、促进微血管新生等多方面治疗作用。四川大学华西医院联合 11 家医院研究证实，通心络胶囊可显著促进缺血区域的血管新生，建立新的血液通路，恢复缺血区域的血液供应，从而降低脑梗死患者心脑血管事件的复发率，缩短恢复期，提高患者的躯体功能和认知功能，从根本上改善脑梗死患者的生存质量。

2. 短暂性脑缺血

短暂性脑缺血如同电脑电流不稳

传统观点认为，脑缺血高危人群包括高血压、高血脂、糖尿病患者等，他们的脑血管里非常容易形成斑块，斑块虽然不至于完全阻断脑部血液供应，但可能引发短暂的脑部供血供氧不足，患者可出现短时的视力异常、一过性偏瘫、感觉障碍等，一般短时就能恢复。此时的大脑就像是一台电脑接到了电流不稳的电源上，也许只是屏幕时不时闪动一下，很快就恢复正常，但时间久了，势必会使电脑电路受损。所以，人们把短暂性脑缺血看作是脑梗死发生的征兆。

什么是短暂性脑缺血

短暂性脑缺血，是颈部动脉或脑动脉中形成硬化斑块，致使脑部短暂性血液供应不足，引起部分脑组织缺血导致突发的、短暂性、可逆性神经功能障碍，最常见的症状为单瘫、偏瘫、偏身感觉障碍、失语、单眼视力障碍等。多在体位改变、活动过度、颈部突然转动或屈伸等情况下发病，发作可持续数分钟，通常在30分钟内完全恢复，若发作超过2小时可能遗留轻微神经功能缺损表现。

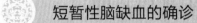

短暂性脑缺血的确诊

短暂性脑缺血发作的诊断主要是依靠患者的详细病史，结合血液流变学检查、经颅多普勒检查、颈动脉超声检查、头颅CT扫描或核磁共振检查等。

脑缺血应和脑梗死一样治

短暂性脑缺血发作的症状与脑梗死基本一样，只是发作过后可以自行缓解，但因为在短暂性脑缺血发作的时候没有人能判断是否能够自行缓解，所以在自行缓解之前仍然要遵循脑梗死的一般治疗原则，主要是改善脑缺血区的血液循环、促进神经功能恢复。另外，由于短暂性脑缺血发作可以被看作是脑梗死的前期，所以即使症状缓解且没有留下任何后遗症状，也应尽早进行脑梗死一级预防，管理"三高"、戒烟戒酒、改善生活习惯、服用干预斑块药物来预防脑梗死的发生。

3. 患者心声

没想到今生还能告别轮椅

我是甘肃的一位脑梗死患者。一天上夜班，上班时就感觉头有点晕，浑身不舒服，以为是太累了，没在意。第二天早晨准备下班时，电话响了，拿起话筒，手有点发抖，说话也不利索，眼前一黑什么也不知道了……当我醒过来时，已躺在医院的病床上，想说话，但说不出来，左半身想动，却怎么也动不了。我明白，不幸降临了——后半生注定要在轮椅上度过了。经过大夫们的仔细检查、会诊，最后确诊是脑梗死，住院治疗了一个多月，病情稍有好转，但还是留下了后遗症：左半身偏瘫，说话吐字不清楚，流口水，生活不能自理。

轮椅上的生活真是无奈至极，四处求医，服用了好多种药物，效果都不是很理想。后来医大附属医院的一位主任给我介绍说通心络胶囊效果很好，就给我开了 10 天的药。服用了 3 盒多，胳膊、腿有点发热，同时有蚂蚁爬行的感觉，口水也好像少了一点。我暗自高兴，这通心络还真厉害，服完 10 盒后，口水基本不流了，能断断续续地说话。于是，我又买了 20 盒。

当服到第 20 盒时，口水不流了，说话清楚多了，左胳膊、腿能活动了。大概服用了 3 个多月，说话清楚了，左胳膊、左腿活动利索了，我可以独自行走了。我心里感到特别高兴，因为通心络让我告别了轮椅。我一定要坚持，继续服用，直至完全康复。

祝愿所有的脑血管病患者都能像我一样，早日康复。

（甘肃　王某）

健康才是福

那是 9 年前，与女儿发生争吵时，我突然昏倒。女婿忙将我送往医院治疗，经过检查，确诊为脑梗死。

我长年患有偏头痛，一直未引起注意；加上我脾气暴躁，一动就发火。医生告诫我：这么大年纪了，若不注意，今后会有危险。只好听医生的——吃药静养。

但不久，我左胳膊偏瘫。一次用手端菜，竟然拿不住盘子……我心想：这下完了！之后，我在孤独无望中度过了一段时间，心里很不是滋味。

后来在武汉同济医院治疗时，从医生口中得知：对心脑血管病，通心络胶囊效果较好。于是，我抱着试一试的态度开了一个疗程。服用半个月后，隐约中感觉到左胳膊像蚂蚁在咬；仿佛还有一股热流涌过，渐渐感到左手活动方便了许多。我开始继续服药 20 盒，身体基本上得到复原，我高兴不已！

再后来，我又参加了全国老少文学艺术大赛"中华颂"，并获得一等奖！喜悦的同时，也感谢通心络胶囊，带给我的"健康才是福"。

相信科学，相信心脑血管病通过健康的生活、有效的防御和积极正确的治疗，是可以加以控制和消除的。

（武汉　杨某）

通心络胶囊给了我生活的信心

我是武汉的一位动脉硬化患者，曾经有过冠心病、心脑血管阻塞等病史，曾在两年内先后突发脑梗死和广泛性心肌梗死。经武汉协和医院的急救治疗，方才挽回了垂危的生命。但下肢活动仍非常困难，两腿感觉沉重、悬空，走路很不稳。同时，还有心前区阵痛等不适症状，高压持续在 160 ~ 170mmHg；低压在 90 ~ 100mmHg。整日处于卧床状态，思想负担沉重。

虽然，我重新获得活下来的权利，但生活对于我来说几乎没有太多的意义。由于老伴去得早，原本孤寂的我，一下像被遗弃在角落里。还好几个儿子孝顺，轮班照顾我，可是儿子毕竟也有自己的生活，我能够理解。

我是一个坚强的人，为了摆脱病魔，我几乎去了所有有希望的医院，可是效果并不是太好。每当病痛来临的时候，我仍旧肢体麻木、头晕，伴半身不遂，语言不利。慢慢地，我对治疗失去了信心。

今年年初，小儿子给我买了10盒通心络胶囊，说是同事的父亲介绍的。在他的劝说下，我正式开始服用。服用到第9盒时，身体状况有明显好转：精神舒畅、喘气自然，心前区再没有出现过任何疼痛；没服用过任何降压药物，高压就降为

120～130mmHg，低压为 80～90mmHg。于是，我有了继续服药的动力，渐渐的，我两腿也感觉轻松有力了。最重要的变化是：到医院检查，严重的梗死症状有了明显好转，心电图已完全恢复正常。这使我兴奋不已，重新增强了对生活的信心。

（武汉　熊某）

药到病除，笔端如有神

我是中华诗词学会会员，喜欢写诗。年初的一天，我正在执笔构思，突然感到头晕，我以为是大脑疲劳，就停笔养神，可是越来越严重，接着胸部开始憋闷，胃翻想呕吐。老伴急扶我出门，打车去医院急诊。经检查诊断为：脑动脉硬化加血栓引起供血不足。医生处方：用通心络胶囊活血通脉。

第一周，每次饭后服 3 粒，每天 3 次。

第二周起，症状有所减轻，每次服 2 粒；服药 4 周后，自觉基本康复。

医生交代：继续服用通心络胶囊，改善血液循环，也是防病措施。我服用通心络 40 天，眩晕全消，未见反复。

在生病期间，正逢纪念抗战胜利 60 周年，永安市政协、文联举办征文活动，外地单位和诗会也来函征诗。我是亲历战火灾难的老人，义不容辞地应征。我原生病写作困难，服用通心络胶囊，药到病除，精神焕发，诗思汹涌，笔端如有神，今年创作诗词 260 多首，文章 3 篇。一篇文章刊登在市政协抗战专辑上；一首诗获市文联佳作奖；3 首诗词参加省外诗赛获奖；100 余首诗被

76家诗刊和报纸刊登。我为弘扬爱国主义精神做出了一点贡献，我为发挥了余热感到自豪，这应归功于通心络胶囊的妙用。

（福建　陈某）

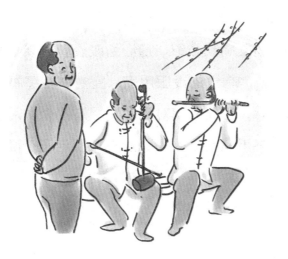

治病保健康实现从不能说话到能说话的转变奇迹

退休后我来到北京帮助女儿照看孩子。女儿在一家企业工作，从早忙到晚，所以外孙的学习生活都由我来负责。

照顾孩子虽然很辛苦，但我却感受到充实和快乐。但这种惬意的生活突然被打破了。当时我正在家里辅导外孙做功课，突然觉得舌头发麻，和外孙说话竟然口齿不清了，想站起来，但是右半边身体却一点知觉也没有，外孙呆呆地望着我说："姥爷，你别吓唬我。你怎么了啊？！"我想说话，可是却一句话也说不出来……

住院治疗了两个多月，危险期过去了，但是却留下了后遗症，右半身偏瘫，只能吃流食，生活不能自理。女儿带我走遍了北京各大医院，吃中药、西药，做按摩、针灸，想尽了一切办法，医疗效果却都不理想。女儿积蓄花光了，受我的拖累，不能安心工作，外孙也被迫在学校寄宿。我深深地自责，在夜深人静的时候，一向以坚强自诩的我常常以泪洗面。

后来一位朋友向我介绍"通心络胶囊"，我抱着试试看的态度购买了 10 盒。10 盒还没服用完，竟然产生了神奇的疗效：右半身有了麻痛感，也能简单对话了。经过四个多月的服药加之适当的锻炼，我终于又站了起来，能独立行走了，说话吃饭也基本恢复了正常。望着女儿、外孙欢愉的表情，我真是由衷地感谢"通心络胶囊"给我带来了健康，给我的家庭重新带来了欢乐。我有信心，只要坚持服药，加强身体锻炼，我一定会完全康复。

（北京　王某）

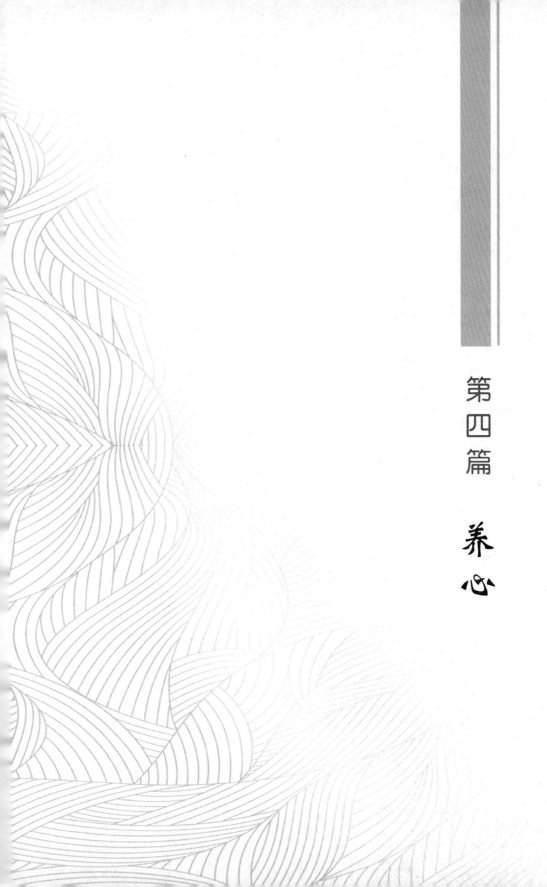

第四篇 养心

1. 心律

什么是心律

心律是心脏在收缩、舒张过程中以一定范围的频率形成的有节奏、有规律的跳动过程。心律包含两部分内容，即频率和节律。频率指的是心跳的快慢，节律指的是心跳整齐不整齐、规律不规律。

正常心跳频率保持在 60 ~ 100 次 / 分，节律应该保持匀称、规律、快慢适中。心律正常，说明心跳的频率和节律都是正常的。

心律就是心率吗

"心律"和"心率"，这两个词读音一模一样，而且看上去意思也差不多。实际上，"心率"指的只是心跳的频率，"心律"则既能反映心跳的频率，还能反映心跳的节律，所以比"心率"更加全面地概括心跳情况。

心跳的频率，也就是心脏在一定时间里跳动的次数。每个正常成年人的心率可能都不相同，一般来说，儿童心率比成人快，女性的心率比男性稍快一些；同一个人在安静或睡眠时心率会减慢，运动或情绪激动时心率会加快；经常进行体育锻炼的人，心率也会比常人要慢一些。在通常情况下，成年人心率只要保持在60–100次/分的范围内，就可以看作正常。如果心率已经超出这个范围，低于60次/分为心动过缓，高于100次/分为心动过速。

心跳的节律是一个比较抽象的概念，如果采用通俗的说法，我们可以把它理解为心跳的节奏。正常的心跳节奏应该是匀称的、有规律的。如果这个人心跳一会儿快，一会儿慢，或者突然停顿，都属于心律失常。

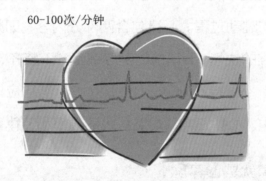

60–100次/分钟

心律是怎样形成的

心律是心脏的跳动过程，没有心跳，也就没有心律。心脏之所以能够"跳动"，主要依靠心脏起搏传导系统的正常运行。心脏起搏传导系统是由特殊心肌细胞组成的浦肯野纤维，包括窦房结、房室结、房室束、结间束、左右束支和心肌传导纤维等，形成了一张遍布心脏的网络，连接着所有心肌。在传导系统中，窦房结就像一台发电机一样，规律地释放出起搏电流，房室结、结间束、左右束支等就像电线一样，将这一冲动传递到心脏各处，心肌受到刺激就会有规律地收缩和舒张，最终导致心跳出现，形成正常心律。

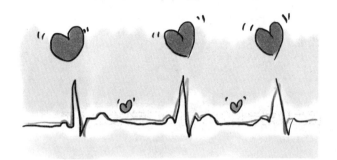

窦性心律就是正常心律

在体检的时候，医生往往在心电图检查结果上写下"窦性心律"几个字，这是什么意思呢？原来，在我们的心脏上有一个特殊的小结节，由特殊的细胞构成，叫窦房结。

它可以自动地、有节律地产生"脉冲"电流，按顺序传送到心脏的各个部位，从而引起心肌细胞的收缩和舒张。人体正常的心跳就是从这里发出的，这就是"心脏起搏点"。正常情况下，窦房结每发生 1 次冲动，心脏就跳动 1 次，这在医学上称为"窦性心律"。所以说，窦性心律就是心脏的正常心律。

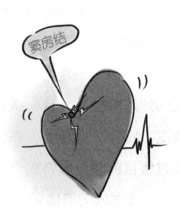

2. 心律失常

医生说刘老伯的心慌用西药都没法子了

刘老伯最近特别烦，总是长吁短叹的，动不动就要发一顿脾气，除了拍桌子，就是砸东西，搞得老伴和孩子都不敢在他面前大声说话。怎么回事呢？正巧刘老伯的大姐从外省回老家探亲，看家里气氛不对，仔细问起来，刘老伯才一五一十地道出原委。

原来，半年前刘老伯感觉心慌得都站立不住，胸口时不时地感觉好像被看不见的拳头"捶"一下，就去附近医院就诊。医生检查发现，刘老伯患的是室性早搏，这是一种常见的快速性心律失常，于是让刘老伯服用倍他乐克来控制室性早搏的发生。

刘老伯坚持吃了几个月的倍他乐克之后，感觉心慌的次数虽然比以前少了一些，但胸口开始发闷，还经常有头晕的感觉，于是又回到医院检查。这一次，大夫发现刘老伯的病情发生了根本的改变，室性早搏继续存在，却有了心动过缓，对于室性早搏伴心动过缓目前并没有特别合适的西药能够治疗，只好嘱咐刘老伯先停用一段时间的倍他乐克，再来检查看看有没有好转。

停药不到半个月，刘老伯就又回到了医院，因为停药后胸闷和头晕的感觉不仅没有消失，心慌还更加严重，不仅比以前更强烈，发作的次数也比以前多了不少。经过检查，刘老伯心动过缓仍然没有改善，每分钟只有 40 多次，而且还伴有频发室性早搏，属于复杂性心律失常，医生们只好告诉刘老伯，目前这种情况用西药已经没有法子了，并建议刘老伯安放心脏起搏器。

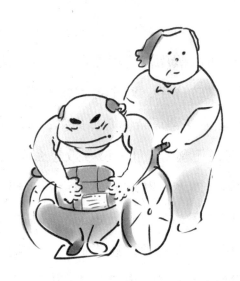

就这样，治了将近半年的时间，自己的病不但没治好，还被告知无药可治，这能不让刘老伯烦恼吗？更何况刘老伯也知道安放心脏起搏器既需要很多钱，还特别影响正常生活，所以一直不愿去。于是，在心慌、胸闷、头晕等症状的长期纠缠下，刘老伯的心情变得越来越低落，越来越焦躁。刘老伯的大姐听后，就埋怨弟弟生了病也不和自己说一声，她告诉刘老伯，自己的老伴几年前也患了心律失常，感觉心慌、胸闷。但是他知道抗心律失常的西药都有不良反应，所以一开始就去找中医治疗，吃了一种叫参松养心胶囊的中成药，现在心律早就恢复正常了。

但这种药能不能治疗刘老伯这种复杂的心律失常，大姐也说不准，只好把刘老伯的各项诊断报告、用药记录都复印了一份，拿回家去给那位医生做参考。

大姐回家后没过多久，就给刘老伯寄了一个包裹来，里面有几盒参松养心胶囊，还有一封信。信里说那位医生已经看过刘老伯的病历，认为他可以服用参松养心胶囊。因为这种药物具有整合调节治疗心律失常的作用，对于各种快速性心律失常、缓慢性心律失常，以及刘老伯这种复杂性心律失常，都有很好的治疗效果。大姐先给刘老伯寄来几盒，让他试试疗效怎么样。

又过了小半年，刘老伯欢欢喜喜地带着老伴、儿子一家人去大姐所在的城市旅游了，一见到大姐的面就高兴地告诉她，吃完寄来的这几盒参松养心胶囊后，感觉心慌、胸闷的症状都减轻了许多，头晕的感觉也消失了，自己又去药店买来一直服用，心率已接近每分钟60次了，早搏也少了。现在的刘老伯感觉一身轻松，心情也高兴起来，他说自己出门旅游时也随身携带参松养心胶囊，一定要把恼人的心律失常吃到彻底除根为止。

心脏的节律不能"信马由缰"

正常心律对人体健康有重要意义，在心律正常的时候，心脏各处的心肌有序地收缩、舒张，保证生命活动的正常运行。如果心律变得过快或过慢，甚至忽快忽慢、"信马由缰"起来，就标志着心律失常的发生。

心律失常是十分常见的疾病。据调查，每4个人当中就有1个人患有心律失常。心律失常可以造成心慌、气短、胸闷、失眠、乏力等症状，严重影响患者的工作和生活，还有可能诱发心肌缺血、慢性心力衰竭等一系列严重的心脏疾患，甚至造成猝死。

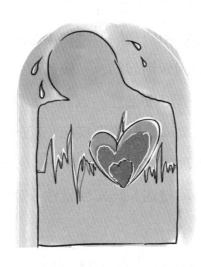

心跳快了是心动过速

一般情况下，成人的正常心脏频率在60～100次/分，如果成人在正常状态下每分钟心率超过100次，就称为心动过速。其实，生活中我们每个人都出现过心动过速的情况，比如说，上楼梯或体育运动时往往都会心跳加快，剧烈运动引起的心动过速，待休息、平静后可以恢复，这不能算做疾病。

心跳慢了是心动过缓

如果心跳慢至60次/分以下，就属于心动过缓，最常见的就是窦性心动过缓。窦缓可以出现在健康人身上，比如运动员和体力活动较多的人，这种窦缓对健康没有危害，但一般也不能低于50次/分以下。正常人发生窦缓时需要及时治疗。

心动过速也可致命

心动过速分生理性和病理性两种。由跑步、饮酒、重体力劳动及情绪激动等生活因素引起的，一般属于生理性心动过速，稍后就能恢复正常，没有必要治疗。因高热、贫血、甲亢、出血、疼痛、缺氧、心力衰竭和心肌病等疾病引起的心动过速，就属于病理性心动过速，病理性心动过速又可进一步细分为窦性心动过速、阵发性室上性心动过速、阵发性室性心动过速等多种类型，严重者可危及生命。

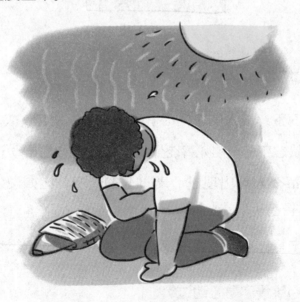

心跳时快时慢是病窦综合征

临床中有一类叫病态窦房结综合征的心律失常，简称"病窦综合征"，患者的心跳表现为时快时慢。之所以会这样，是由于心脏的窦房结及其周围组织发生水肿、炎症、缺血、纤维化等病变，妨碍了窦房结发放冲动的性能，使心脏搏动发生障碍，心动过缓与心动过速交替出现。

病窦综合征大多在冠心病、心肌梗死、窦房结退行性病变等患者中出现。患者心动过缓发作的时候，轻者表现为发作性头晕、黑蒙、乏力等，严重者可发生晕厥。心动过速发作的时候，则可出现心悸、心绞痛等症状。

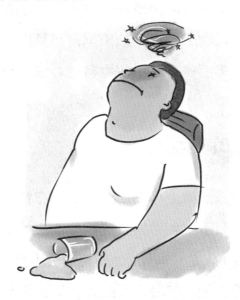

心跳有停顿是传导阻滞或早搏

许多人都会有这样的感觉，突然胸口"咯噔"一下，好像心跳停了一下似的。这种情况往往意味着两种可能：一种可能是传导阻滞，另一种可能是早搏。

传导阻滞，就是心跳冲动不能沿着正常路径传导了。根据发病部位的不同，传导阻滞也可以分为窦房传导阻滞、房室传导阻滞和束支传导阻滞。患者的心跳往往在 40 次 / 分以下，经常会感到头晕、乏力、心悸、气短，偶尔出现心前区疼痛，甚至可出现晕厥、抽搐等脑缺血症状，严重的传导阻滞还会引发心脏停搏，让心脏在短时间内停止跳动，如果频繁发生，就会对患者的生命构成威胁。

早搏，是某一次心跳节律提前了，提前跳动之后出现一个较长的间歇。部分早搏较少的患者并没有明显的感觉，只是偶尔觉得胸部有些不适或轻微的心慌，如果早搏频繁发生，就会引起心慌气短、胸闷疲乏等症状，甚至使原有的心脏病进一步恶化，需要积极治疗。

早搏分两种情况

早搏可以分为非器质性和器质性两类。在情绪激动、劳累、酗酒等外界因素刺激下出现早搏，这叫非器质性早搏，也就是心脏本身并没有器质性病变。非器质性早搏通常不会引起自觉症状，或仅仅出现轻微的心慌、气短、失眠等，但如果频繁发生，也会对心脏造成不同程度的损伤，所以不应掉以轻心。

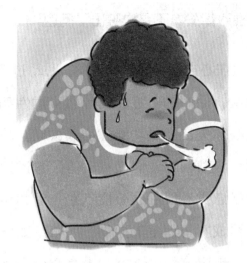

器质性早搏，是在冠心病、心肌炎、风心病、高心病等心脏病基础上出现的早搏，也就是说心脏本身已经有了问题。它不仅会引发明显的心慌、气短、胸闷、胸痛等症状，还能加重原有的心脏病病情，对生命造成威胁，因此必须做到早诊断、早治疗。

心跳乱了是房颤

有些中老年人感到自己的心跳没有规律，经常心慌、气短、头晕，这很有可能是房颤的表现。房颤是指心房内产生每分钟达 350 ～ 600 次不规则的脉冲，导致心房各部分肌纤维发生极不协调的乱颤。房颤增加了死亡风险，脑卒中发生的风险几乎增加 5 倍，所以必须及时治疗。房颤分很多种类型，其中快速型心房颤动指的是心房颤动在发作的时候，心跳次数每分钟大于100 次。如果患者心跳的次数每分钟小于 100 次就是慢速率的房颤。

功能性心律失常不是心脏出了问题

有的患者虽然在心电图上显示有早搏、心动过速等心律失常，但经过一系列检查，他们的心脏没有什么实质性病变，这种没有器质性心脏病的心律失常就是功能性心律失常。功能性心律失常可以由吸烟酗酒、浓茶咖啡、情绪激动等因素诱发。功能性心律失常多数病人自己感觉不舒服、心慌气短、乏力头晕，时间久了不治对心脏也会造成不同程度的损伤。所以，如果发现自己患有功能性心律失常，也应该积极治疗。患有心律失常的人应注意戒除烟酒，避免饮用浓茶、咖啡等有兴奋作用的饮料，以免刺激心脏自主神经诱发心律失常。

情绪波动也能引起心律失常

在日常生活中，过大的工作压力、家庭矛盾、夫妻生活不和谐等都可以导致情绪波动，大喜大悲、忧思过度以及惊恐、愤怒等，均可通过大脑中枢神经系统，使心脏神经功能及内分泌激素释放失去平衡，引起各种早搏或心动过速等。

引发心律失常的四根"导火索"

正常的心跳是我们人体多个系统组织协同合作的结果，心脏的自主神经、起搏系统、传导组织、心肌和心脏血液供应，就像一曲交响乐，无论哪一个环节出现问题，都奏不出完美的乐曲，会影响正常心跳，导致心律失常。自主神经功能异常、心脏起搏传导组织功能异常、心肌离子通道功能异常以及心脏供血不足，是引发心律失常的四个主因。

神经功能异常为何能导致心律失常

自主神经曾经叫作植物神经，它控制着人体内脏器官的运行。心脏在人体保持安静的时候跳动比较慢，在运动时跳动比较快，这就是自主神经调节的作用。

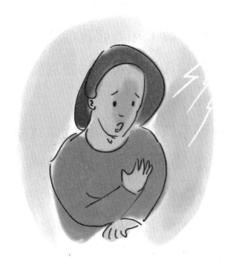

我们的心脏上连接着两种自主神经，它们就是交感神经和迷走神经。这两种神经可以控制窦房结发出起搏电流的频率，从而控制心跳，使心律的频率变高或变低。在安静的状态下，迷走神经就会起主导作用，使窦房结发出起搏电流的频率变低，心率变慢；激烈运动状态下，交感神经就会起主导作用，使窦房结发出起搏电流的频率变高，心率变快。可见，我们的心率之所以能够随着人体不同的状态而改变，都是心脏自主神经的功劳。

心脏自主神经不受人们主观意识控制，也就是说，我们不可能随心所欲地改变自己的心率。但在受到一些不良生活嗜好和突发情绪刺激的影响时，如吸烟、饮酒；突发情绪刺激包括悲伤、愤恨、惊吓等，心脏自主神经功能调节可能会出现异常，导致心律失常，如心率过快、过慢，以及各种早搏。

起搏传导功能异常引发哪些心律失常

心肌能保持协调地收缩和舒张，需要一个组织来统筹指挥，这个组织就是心脏起搏传导系统，由窦房结、结间束、房室结等组成，连接着每一块心肌。

在心脏起搏传导系统中，窦房结就像司令部一样，以正常的频率和节律发出"最高指令"——起搏电流，这一"最高指令"经过结间束、房室结等传导组织传入每一块心肌，原本舒张的心肌在受到起搏电流的刺激之后，就会出现短时间的收缩，然后恢复舒张，等待下一次起搏电流。

在正常情况下，所有心肌不会同时收缩或同时舒张，这是因为心脏传导系统的各个不同部分传导起搏电流的速度并不一样，这就保证了在一部分心肌收缩时，另一部分心肌肯定在舒张。这种收缩和舒张虽然不是同时出现，但都遵照着窦房结起搏电流的频率和节律。正是这种频率稳定、节律均匀的收缩和舒张，形成了正常心跳，构成正常心律。

无论是起搏组织，还是传导组织出现功能异常，都可以导致心律失常，而且多为缓慢性心律失常。研究证实，吸烟饮酒、情绪刺激以及冠心病、风心病等，都有可能影响到心脏起搏传导系统，导致系统运行异常，如窦房结起搏电流减弱，或者部分传导系统不能正常传导起搏电流等。这都可以使部分甚至全部心肌接收不到起搏电流，心跳不能正常进行，最终引发窦性心动过缓、传导阻滞等缓慢性心律失常。

心肌离子通道与心律失常关系密切

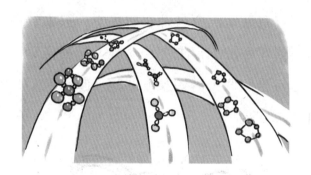

人体内存在许多离子，如钠离子、钾离子、钙离子等，而心肌细胞需要不断地和外界交换这些离子。为了交换离子，心肌细胞在表面形成了许多离子通道，每一个通道都可以让特定的一种或几种离子通过。正常运行的离子通道，能够使心肌细胞内外离子保持特定比例，保证心肌的正常舒缩运动，如果离子通道功能异常，导致心肌细胞内外离子比例失衡的话，心肌就无法协调地进行舒缩运动，引发心律失常。

研究证明，营养不良、高热寒冷、缺氧、过度饮酒、病毒感染等都可以导致心肌离子通道功能异常，引发心律失常，这种情况下出现的心律失常多为房颤等快速性心律失常。

心律失常的基础病变是供血不足

心脏就像人体的一台发动机，也需要能量的供给，它对血液的需求远远超过其他脏器，即使是轻微的心肌供血不足，对心脏发挥功能也有影响。临床研究发现，心脏起搏传导系统异常、心脏自主神经功能异常、心肌离子通道功能异常等，大都是在心肌供血不足的基础上发生的。

可见，要想有效地治疗各种心律失常，根本就在于改善心肌供血，同时还要对心脏的自主神经功能、起搏传导系统功能和离子通道功能进行全面调整。如果无法实现整合调节，就不能对心律失常进行有效的防治。

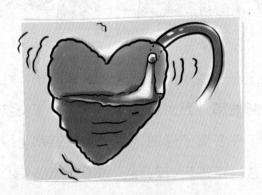

心力衰竭伴室早是心脏猝死的主因

心力衰竭是各种心血管疾病的终末阶段。据统计，70% 以上的心力衰竭患者并发有室性心律失常，而且室性心律失常的发生率会随着心功能的恶化而不断增加，其中伴发室性早搏最为常见。美国一项研究发现，室性早搏会增加心力衰竭事件的发生，两者互为因果、互相促进。心力衰竭患者伴发室性早搏以后极易发生心脏性猝死，因为心力衰竭伴室早会引发或加重血流动力学障碍，这是患者发生心脏性猝死的主要原因。

心力衰竭伴室早成为医学界难题

对于心力衰竭伴发室性早搏的治疗，目前西药已经陷入了几乎无药可选的境地，成为世界医学界的一个难题。因为抗室性早搏或者抗其他快速性心律失常的西药除胺碘酮以外无一例外都具有负性肌力的作用，而心力衰竭患者本身的心肌力量就不够，再加上具有负性肌力作用的药物，会让心力衰竭患者的心肌力量更加不够，可谓雪上加霜。唯一具有正性肌力作用的抗快速性心律失常药物胺碘酮，虽然可用于心力衰竭患者，但是这个药物的不良反应特别多，也特别大，而且很多心脏外的不良反应一旦出现就很难再调理过来，再也无法根治，所以很多患者在应用过程中必须停药，无法继续进行治疗。

窦缓伴室早是复杂性心律失常

窦性心动过缓伴室性早搏属于复杂性心律失常。窦性心动过缓是一种缓慢性心律失常，一般心率低于 60 次 / 分。对于心率过低者，多是推荐安装起搏器维持心脏的功能。室性早搏则属快速性心律失常，是心室中某个部位提前发出的异位冲动影响了正常的心跳，导致心脏功能异常。但是治疗室性早搏的几种西药都会影响传导，减慢心率，加重心动过缓和导致其他心律失常的不良反应。当患者既有窦性心动过缓又出现了室性早搏时，西药治疗就陷入了两难境地，治室性早搏会让窦性心动过缓加重。

心脏病患者出现心律失常要警惕

相当一部分心律失常是由各种心脏病引起的，心律失常不仅会引发明显的心慌、气短、胸闷、胸痛等症状，还可能加重原来的心脏疾病，对生命造成威胁。冠心病本来就心肌供血不足，如果再出现心律失常，就会使冠状动脉的血流更加减少，加重冠心病。如果是心肌梗死病人出现了严重的室性早搏，还会有生命危险。

心肌炎后遗症患者容易出现各种心律失常，如早搏、心动过速、传导阻滞等。

慢性心力衰竭容易合并房颤，老年房颤患者在心房内容易形成血栓，房颤又容易使血栓脱落，脱落的血栓随血管运行到脑部，容易引起脑梗死。

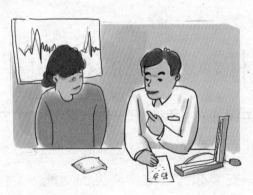

3. 心律失常的治疗

心律失常药物治疗有讲究

引发心律失常的四根"导火索"，都可以单独引起心律失常，现实中往往两种或三种病变同时存在，仅仅治疗一种病变并不足以起到很好的治疗效果。所以，近年来，医学专家提出了治疗心律失常的新策略——整合调节。整合调节是对疾病的所有发病机制同时进行调节。我国中药的药理成分复杂，又多是复方制剂，容易实现整合调节。所以，医学专家已经把心律失常的药物治疗转向了中医中药。

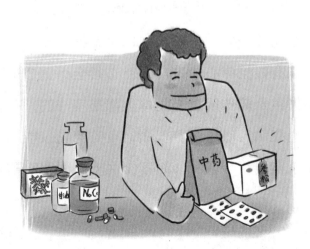

治疗心律失常西药有局限性

随着医学的发展和科技的进步，抗心律失常的西药越来越多，医生和患者们似乎在用药方面拥有越来越多的选择。但现实情况是，大部分治疗心律失常的药物由于作用局限、不良反应大，在临床应用起来还是不能令人满意。

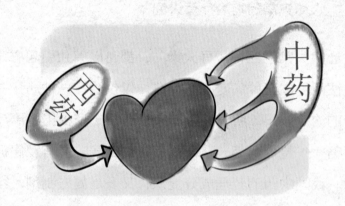

我们知道，心律失常的发病机制包括心脏起搏传导系统异常、心脏自主神经功能异常、心肌细胞代谢紊乱以及心肌供血不足四个方面，要想有效治疗心律失常，就必须全面调节这四种发病机制。抗心律失常西药作用机制基本上都是单一的，有的只能通过调整离子通道来调节心肌细胞代谢，有的药物仅能调节心脏自主神经，都难以实现整合调节，治疗作用的局限性严重影响了治疗效果。

毒副反应不能小觑

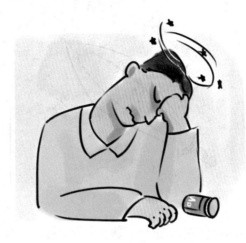

抗心律失常西药都有或轻或重的毒副反应，有效治疗剂量与引起毒副反应的剂量非常接近。也就是说，治疗心律失常能发挥作用的药物剂量与出现不良反应的用药剂量非常接近。

因此，无论医生用药时多么小心谨慎，也难免会引发各种毒副反应。如常用于早搏、房颤治疗的胺碘酮，对肺、甲状腺、肝等器官均可造成损害，治疗各种早搏的心律平可引起头晕、头痛、恶心、呕吐以及视力模糊。

引发新的心律失常更麻烦

所有抗心律失常的西药都可能引发更严重的心律失常，或使原有的心律失常加重等不良反应，这已经得到了学术界的公认。

如治疗心动过速的倍他乐克可以引起心动过缓、传导阻滞等缓慢性心律失常，胺碘酮还可以引发心脏停搏等致命性心律失常。

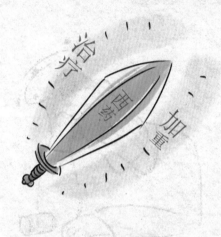

对此，北京医院心内科主任医师汪芳指出，在抗心律失常西药的使用过程中，致心律失常作用的发生率为6%～36%，必须引起患者和医生的重视。

射频消融术适合什么样的心律失常

射频消融术治疗心律失常始于20世纪80年代中期，可以说是心律失常治疗的革命性变化。射频消融术是一种介入性技术，将射频电流通过一根特制的电极导管输出到心脏某一特定的区域，通过破坏局部心肌异位起搏点达到治疗目的，具有不开胸、疗程短、痛苦小等优点。

射频电流为高压交流电，频率为350千赫至1.5兆赫，到达心肌组织内后，引起组织分子的急剧振荡，产生热量，使心肌局部升温，组织脱水，最终达到损害病灶、破坏细胞的目的。产生射频电流的机器称为射频消融机。

射频消融术主要用于治疗快速性心律失常，如室上性心动过速、预激综合征、心房扑动、心房颤动、室性心动过速等。室上性心动过速和室性心动过速又分为很多类型，每种类型的治疗不尽相同。从发生机制上来看，这些心律失常主要是折返性心律失常和异位起搏点兴奋性升高所致。射频电流打断了折返环路或破坏了异位兴奋点，也就根治了心律失常。

另外，射频消融术也有禁忌证，比如急性心肌梗死3周之内和心腔内附壁血栓者，都不能采用射频消融术来治疗心律失常。

什么样的心律失常要安起搏器

心脏起搏器主要用于治疗缓慢性心律失常，是通过手术把起搏器植入人体，主要用于治疗病窦综合征，包括慢－快综合征、严重心动过缓、窦房阻滞、窦性停搏，严重的房室传导阻滞，包括完全性房室传导阻滞病人反复晕厥、持续或间歇性三分支传导阻滞等。

安装起搏器以后需要注意以下几点：避免高、低频电器的影响，因为高、低频电器工作时会抑制起搏器发放脉冲，使起搏器停止工作；防止磁场干扰，磁场会破坏起搏器的正常工作；保护心脏起搏器皮囊，防止损伤和感染；正确使用家用电器，一般家电不会干扰起搏器，为了安全起见，使用时患者最好与家电保持50cm以上的距离；定期门诊随访检查。

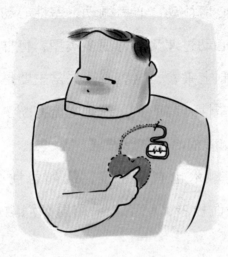

整合调节治疗心律失常真棒

整合调节是目前国际上新兴起的治疗心律失常的方法，为什么称整合调节呢？就是对心律失常所有的发病机制同时进行调节。2008 年，在中华中医药学会、中华医学会心电生理和起搏分会共同主办的"整合调节——心律失常药物治疗新策略"高峰论坛上，国家 973 项目首席科学家吴以岭院士、中国医学科学

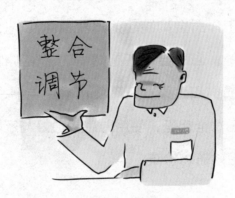

院阜外医院浦介麟教授及首都医科大学朝阳医院杨新春教授等专家和 600 余名心血管医生对心律失常药物治疗的现状和发展方向进行深入探讨后一致认为：整合调节才是治疗心律失常最好的策略。

整合调节的优势就在于，能将心律失常发病的四根"导火索"全部切断，不仅可以治疗快速性心律失常，也能治疗缓慢性心律失常，多途径、多环节、多靶点阻断心律失常的发生。

整合调节治早搏

早搏就是心跳没有遵循正常的心跳节律，比正常跳动的节律提前了，从自己的感觉上就是心脏突然"咯噔"了一下，也有的人没有什么感觉。早搏可以分为房性早搏、室性早搏和房室交界性早搏，尽管发病部位不同，但主要发病机制都是心脏自主神经功能异常。当然，心脏多离子通道的异常，心肌细胞的代谢异常对早搏的发生也有重要影响。

中药参松养心胶囊可以调整心脏自主神经功能，阻滞多离子通道，改善心肌细胞代谢，对各种早搏都具有良好的疗效。

中国医学科学院阜外医院与中国中医科学院西苑医院联合开展的研究发现，病人服用参松养心胶囊后，一系列心率变异指标均得到良好改善，各种早搏减少或消失，心慌气短、胸闷乏力、头晕出汗消失。

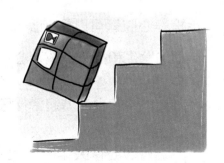

整合调节治房颤

心房颤动简称房颤，许多心脏病都可引起房颤，如冠心病、风心病、心肌炎以及心力衰竭等，房颤主要表现为心慌、头晕、气短等。房颤本身并不可怕，可怕的是房颤病人在心房内容易形成附壁血栓，血栓随血流运行到脑部，堵塞住脑血管，就形成了脑梗死。有资料证明，房颤患者患脑梗死的概率是心律正常者的4～7倍，心脏病患者如果出现房颤，病死率比没有房颤的患者高出2～3倍。可见，房颤严重威胁患者生活质量及生命安全。

心肌细胞代谢紊乱是房颤发生的直接原因。心脏离子通道运行正常，心肌细胞代谢才能正常。所以说，调整心肌细胞所有的离子通道使之正常运行，是有效治疗房颤的关键。

离子通道有很多种，如钙离子通道、钠离子通道等，一般西药只能影响其中一种或几种离子通道，无法同时调整所有的离子通道。参松养心胶囊可以同时对所有的离子通道进行整合调节，中国医学科学院阜外医院浦介麟教授研究发现，参松养心胶囊对心肌细胞钠、钾、钙等多种离子通道均有调节作用。首都医科大学北京朝阳医院心脏中心的专家对参松养心胶囊研究后也发现，参松养心胶囊可以影响多个心肌细胞离子通道，明显抑制阵发性房颤的发生和持续，改善心慌、头晕、气短等症状。

整合调节起搏传导功能

缓慢性心律失常的发生主要是心脏起搏传导系统功能障碍，

有人形容为"心脏的脉冲信号及传导系统出问题了"。

如果把心脏看成人体的发动机，心脏起搏传导系统就是启动这台发动机的发电机和导线。如果起搏系统发生故障，就等于发电机有了故障，如果传导系统出现问题，就等于电线传输出了故障，无论哪一种情况，都会导致缓慢性心律失常。心跳缓慢的直接后果就是心脏向全身泵血量减少，所以缓慢性心律失常患者除了会表现出心慌、胸闷等一般心律失常症状外，还会出现一些全身血液循环不好的症状，如手脚冰凉、面色苍白、头晕甚至昏倒等。因此，治疗严重的缓慢性心律失常往往需要安装起搏器，其实就是为心脏安装上一台新发电机。

目前，西药治疗缓慢性心律失常没有药物，起搏器的价格比较昂贵，况且安装后生活起居也受到一定限制，比如需要远离电磁干扰，还要定期更换等，所以许多患者都不愿意接受这一手术，缓慢性心律失常的治疗也一直被视为难题。中国医学科学院阜外医院浦介麟教授研究发现，参松养心胶囊能够明显增强心脏起搏电流，改善心脏传导，调整心脏起搏传导系统功能。天津中医药大学第一、第二附属医院将参松养心胶囊用于窦缓患者治疗，仅用4周的时间，患者平均心率就从54.2次/分提高到60.9次/分，并且参松养心胶囊对心动过缓伴早搏、传导阻滞和病窦综合征等都有较好的效果。

听医生讲快慢兼治的故事

心律失常的发病机制复杂，有的治疗起来非常困难，常年在心血管内科坐诊的郭教授对此深有体会，他在为一位心律失常患者治疗时，发现了参松养心胶囊的可贵之处。

那是一位50岁的女性患者，因为"胸闷、心慌、气短、头晕2年，加重半年，活动后更甚"去医院求诊。郭教授通过问诊，得知她有冠心病、心动过缓病史5年，间断服用消心痛、硝酸甘油、速效救心、心宝等药物暂时缓解症状。但最近半年心慌、气短、头晕症状加重了，发生短暂晕倒2次，再用这些药也不管用了。

通过进一步查体，郭教授发现患者血压90/60mmHg、心律45次/分，听诊还有心律不齐。心电图表现为窦性心动过缓(45次/分)、心肌缺血。24小时动态心电图提示，偶发房性早搏527个，最小心率31次，最大心率115次。

根据以上检查结果，郭教授得出诊断：患者是一种典型的复杂性心律失常，表现为缓慢性心律失常伴发房早。这种病人治疗起来很难选择合适的药物，如果针对房早治疗，可能会加重缓慢性心律失常。郭教授决定让患者服用参松养心胶囊，每次4粒，每日3次。

患者服用一个月后，心悸、头晕症状改善。动态心电图显示，平均心率66次，最小心率46次，最大心率115次，房性早搏3个。患者继续服用参松养心胶囊一个月之后，心率稳定在66次左右，房性早搏消失。

徐女士的心跳终于稳住了

不知为什么，徐女士发现最近睡觉成了大问题，过去沾枕头就能进入梦乡的她，现在每晚要在床上翻来覆去将近一个多小时后才入睡，而且睡得也很不踏实，经常半夜醒来后就再也睡不着了，心里还一阵一阵地发慌，而且是越睡不着觉的时候，心慌的感觉也越强烈。

晚上睡不好，白天徐女士也没了精神，坐在那里一会儿犯困，一会儿心慌，工作效率比过去低了不少。办公室同事们七嘴八舌地给她出了许多主意，比如睡觉前数羊、运动、读书、吃安眠药等，但都没有明显效果，徐女士照样天天夜里失眠，吃了一片安眠药后不但没能改善睡眠，心慌的感觉反倒更加强烈了，徐女士这才意识到问题的严重性，来到医院寻求治疗。

通过检查，医生发现徐女士患有室性早搏，这是一种常见的心律失常，特点是心跳节律突然提前，然后又出现一个较长的间歇。医生分析，这是由于徐女士前段时间感冒后疏于治疗引起了心肌炎，导致室性早搏发生。徐女士频繁发作的心慌和失眠都是因为室性早搏在作怪。心慌、气短、胸闷、胸痛都是早搏的常见症状。

最终，医生为徐女士选择了参松养心胶囊，徐女士按照医生嘱咐，每天服药3次，每次4粒参松养心胶囊。不到一周的时间，徐女士的睡眠质量有了明显的改善，入睡时间变短了许多，也没再出现过醒来后难入睡的情况，心慌出现的频率也比以前大大减少了。徐女士又继续服用了一周左右的时间，心慌的症状也彻底消失，去医院检查发现自己的早搏没有了。徐女士又精力旺盛地投入到正常的生活和工作中了。

"心慌也能算是病吗？"对于自己近来时常出现的心慌症状，65岁的王大爷一直不以为然，只要老伴和儿女劝他去医院检查，王大爷就不耐烦地说："我这能吃能睡，能走能跳的，能有啥毛病？"直到在医院工作的亲家李医生也来劝他，王大爷才不情愿地去医院心血管内科就诊。通过详细检查，医生诊断王大爷患的是阵发性房颤。

起初，王大爷知道自己患了房颤后仍然不在意地说："不是冠心病啊，那就没事儿了。"亲家李医生听到后，便严肃地告诉王大爷，心慌只是房颤的一般症状，时间长了还可能会得脑梗死。

"你总该知道脑梗死多危险吧？"李医生指了指刚刚坐在轮椅上被家人推着路过门口的一个病人，说："那就是一个脑梗死病人，刚送进医院时都危及生命了，现在虽然过了危险期，还是半身不遂，说话都不清楚，吃饭特别容易呛着，现在的脑梗死大约有60%都是由房颤引起的！"

听了李医生的这番话，王大爷也意识到了问题的严重性。李医生见王大爷还有点将信将疑，就向他解释：房颤之所以容易引发脑梗死，是因为房颤患者的心房内容易形成血栓，血栓脱落随血液运行到脑部，很容易堵塞在脑血管狭窄处，阻断脑供血，导致脑梗死。据统计，房颤患者发生脑梗死的概率是正常人的4~7倍，因为房颤的发病机制非常复杂，很难治疗，所以目前我国房颤患者中只有不到1%的人能够得到根治。听到这里，王大爷明白了房颤的危害，也为自己的房颤能否被治好而忧心忡忡。李医生告诉王大爷，房颤难用药、难治疗都是前些年的问题，如今只要坚持用药，阵发性房颤还是能得到控制的。参松养心胶囊能明显抑制阵发性房颤的发生和持续，可缓解心慌、头晕、气短等症状，这种药物的疗效和西药房颤治疗药物心律平相当，而且对心脏没有毒副反应，服用起来更安全、更放心。

王大爷按照医生的嘱咐，每天在老伴和儿女的监督下，按照每日3次、每次4粒的用量服用参松养心胶囊。半月的时间，王大爷的心慌症状就轻了许多，发作时间也变短了，发作次数也少了，大约1个月后，王大爷的心慌基本消失。亲家李医生听说后，也欣慰地鼓励王大爷再坚持服用3个月。3个月后，王大爷再次检查动态心电图时发现房颤完全消失了，王大爷和家人提着的心终于放下了。

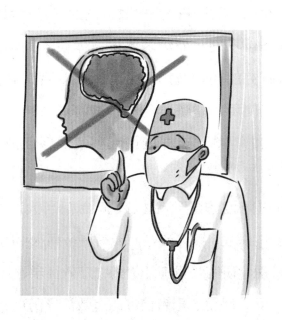

4. 评价药效国际上最认循证医学

循证医学，就是遵循证据的医学。什么是证据呢？就是疾病的表现，各种检查指标，通过用药得到改善，而且这种改善的证据采集是非常严格的，必须采用大范围、多样本、双盲试验来检验药物疗效。

大范围，就是循证医学研究要收入大量的病例，然后分为用药组和对照组，这些病例所患的疾病是相同的，用药组使用同一种药物治疗，对照组采用另一种药物治疗，最后比较两种药物的疗效。多样本，就是在研究中收入的病例，尽管疾病相同，但各人的自身条件不同，如年龄不同，体质不同等，只有多样本才能保证所研究的药物适用于所有人；双盲试验，就是医生与患者都不知道使用的是哪种药物，试验观察结束揭盲按编号统计使用药物后的疗效，这样能最大限度地保证药物疗效的客观性。

一个药物的循证医学研究投入资金相当大，通常需要上千万，需要大量的医生、病人参与，要有许多高水平的医院参加。由此可见，循证医学研究是目前评价药物疗效科学、公正的方法，能筛选出国际认可，医生、患者信赖的有效治疗药物。

循证医学这样评价参松养心胶囊

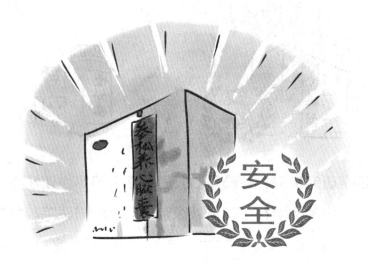

2005~2008年参松养心胶囊循证医学研究在全国36家大型三甲医院中展开，包括中国医学科学院北京阜外医院、南京医科大学第一附属医院、山东大学齐鲁医院等，参与的医学专家达500多名。研究结果表明，参松养心胶囊具有确切的抗心律失常作用，对各种早搏、心动过速、阵发性房颤等均具有超过西药的作用，并且对缓慢性心律失常如窦缓、传导阻滞以及慢-快综合征也具有较好疗效，可明显改善患者的心慌、气短、失眠、乏力等症状。

在进行药物疗效研究的同时，他们还对1609个病例进行药品安全性的研究。结果表明，参松养心胶囊引发心脏不良反应的发生率为0，长期用药安全。

参松养心胶囊治疗早搏优于慢心律

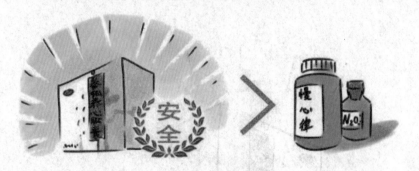

　　循证医学研究发现，参松养心胶囊治疗早搏等快速性心律失常效果良好。中国医学科学院阜外医院、北京朝阳医院等总共收治了 1540 例心律失常病例，其中 188 例是非器质性室早，671 例是器质性室早；然后与治疗早搏的西药慢心律对照，结果参松养心胶囊对非器质性室早的总有效率为 73.2%，对器质性室早的总有效率为 68.6%，比西药慢心律的有效率高出 13.6%。可见，参松养心胶囊在治疗早搏等快速性心律失常方面具有优势。

参松养心胶囊治疗房颤优于心律平

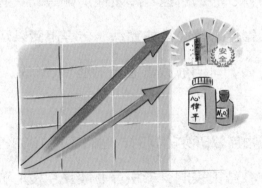

　　循证医学研究发现，参松养心胶囊对阵发性房颤的治疗效果

也很出色。阵发性房颤是一种很危险的心律失常，如果不采取积极治疗，许多人可以由阵发转为持续，房颤可以造成心房内的血栓，血栓脱落随血液运行可引起脑梗死。

首都医科大学附属北京朝阳医院在参松养心胶囊循证医学研究中，收治了 380 例阵发性房颤病例，然后与治疗房颤的西药心律平进行对照。结果显示，参松养心胶囊治疗房颤的有效率为 60.38%，心律平有效率为 53.54%。这表明中药治疗阵发性房颤更具有优势。

缓慢性心律失常也有了好药

缓慢性心律失常的治疗一直是困扰医学界的难题。参松养心胶囊治疗缓慢性心律失常的循证医学研究共收治 1476 个病例，其中包括慢—快综合征、房室传导阻滞等病例。研究结果表明，参松养心胶囊治疗的总有效率达 63.2%，尤其是那些心率低于 45 次/分、病情较为严重的患者，服用参松养心胶囊后心率明显提高，平均提高 7.15 次/分，对缓慢性心律失常可起到明显的治疗效果。

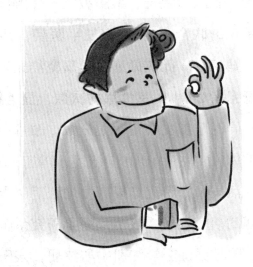

中国医学科学院阜外医院曾治疗一位患者，患有Ⅲ度房室传导阻滞伴室性早搏，最高心室率46次/分，室性早搏每天发作398次，在服用参松养心胶囊治疗4周后，房室传导阻滞完全消失，最高心室率达到了81次/分，室性早搏每天发作的次数也降至28次。首都医科大学附属北京朝阳医院也有一名患者，患慢—快综合征，平均心率48次/分，房性早搏每天发作1042次，在治疗4周后平均心率达60次/分，房性早搏减少为402次。系列研究结果有力地证明了参松养心胶囊对各种缓慢性心律失常的治疗效果。

参松养心胶囊能改善心力衰竭伴室早患者生活质量

心力衰竭患者非常容易伴发室性心律失常，发生率高达70%以上，其中伴发室性早搏最为常见。2014年，"参松养心胶囊治疗心力衰竭伴室性早搏的循证医学研究"完成，该研究由张伯礼院士、高润霖院士、张澍教授担任顾问，武汉大学人民医院为组长单位，联合国内30家三甲医院，共纳入465例心力衰竭伴室性早搏患者。此次循证医学研究结果显示，参松养心胶囊可显著降低患者24小时室性早搏次数，显著提高24小时室性早搏下降率；同时增加左心室射血分数，改善心功能分级，降低血浆脑钠肽前体（NT-ProBNP）浓度，增加"6分钟步行距离"，改善患者生活质量，研究结果有力地证明了参松养心胶囊对心力衰竭伴早搏的治疗效果。该循证医学研究系国家973项目子课题，经国内、国际循证医学注册中心注册，该研究把心力衰竭伴心律失常作为研究重点，起点更高，难度更大，对中药走向国际具有重大意义。

参松养心胶囊填补窦缓伴室早药物治疗空白

窦性心动过缓伴室性早搏属于复杂性心律失常，特点一是发病机制复杂，二是难选合适药物，甚至无药可治。2015年，"参松养心胶囊治疗窦性心动过缓伴室性早搏的循证医学研究"完成，该研究由南京医科大学第一附属医院曹克将教授牵头，全国44家三甲医院共同参与，纳入333例患者；研究结果显示，应用参松养心胶囊的治疗组早搏次数减少为1827次/24小时，早搏数下降率为71.01%，心率次数提高为6.25次/分，心率百分率提高为11.38%，各项数据均优于对照组。证明参松养心在安全有效改善室性早搏的同时，具有提高窦性心率的作用，非常适用于窦性心动过缓伴有室性早搏的患者。该项研究为国内外窦性心动过缓伴室性早搏患者筛选出了疗效确切、安全性高的治疗药物，填补了快慢兼治心律失常药物的空白。

参松养心胶囊凭借良好疗效荣获国家大奖

参松养心胶囊在国内率先开展中药抗心律失常循证医学研究，研究结果证实参松养心胶囊治疗室性早搏、房颤、缓慢性心律失常、心力衰竭伴室性早搏、窦性心动过缓伴室性早搏等显示出良好的疗效。

也正因此，该药荣获2009年度国家科学技术进步二等奖。

5. 专家这样评价参松养心胶囊

 中国工程院院士钟南山教授

服用参松养心胶囊，我的心跳不快、不慢，也不乱了。

中华医学会心电生理和起搏分会主任委员黄从新教授

参松养心胶囊作为有效治疗心律失常的药物列入室早/房颤中国专家共识，并在中华医学会心电生理和起搏分会第十二次全国学术双年会新闻中心发布。参松养心胶囊之所以被作为有效的防治药物写进指南，是因为拥有科学的六大临床循证医学研究证据，以及严谨的药效作用机制研究证据。关于参松养心胶囊的基础研究方面，一是可提升窦房结功能；二是可逆转病理性结构重构和神经重构、电重构；三是调节心脏多离子通道。临床上则对窦房结病变引起的心律失常有效；可用于治疗房性心律失常（房早、房颤）、室性心律失常和心力衰竭伴室性早搏。总而言之，参松养心胶囊对快速性和缓慢性心律失常均有效。

南京医科大学内科学（心血管病）国家重点学科带头人、中华医学会心电生理和起搏分会副主任委员曹克将教授

我之所以致力于研究参松养心胶囊，是源于两个心脏搭桥的病例，患者心跳特别慢，而且 70% 以上伴室性早搏。因为患者基础心率缓慢，经典的抗心律失常西药治疗受限，且患者刚做完搭桥手术，更不适合安装起搏器，无奈试用中药参松养心胶囊，一试可不得了，取得了意想不到的效果：患者早搏减少，缓慢心率提高。于是，我们开始近 4 年"参松养心胶囊治疗窦性心动过缓伴室性早搏的循证医学研究"之路。研究结果也证实参松养心胶囊可减少早搏，提高缓慢心率。

中国医师协会心律学专业委员会主任委员、中国医学科学院阜外医院心律失常诊治中心主任张澍教授

心律失常药物治疗的适用人群比较广，主要目的是改善症状。西药如胺碘酮、心律平等都可以控制心律失常，但是这些药物或多或少都有一些副作用。中医药博大精深，是中华民族的一大宝库，参松养心胶囊等中医药也可以改善心律失常，我们应该进一步挖掘，进而更好地治疗病人。

四川大学华西医院、中华医学会心电生理和起搏分会主任委员黄德嘉教授

参松养心胶囊用现代的医学研究方法做了很多的临床研究，证实了它的有效性和安全性，为我们国家发掘中医药宝库开辟了一条新路子。今后还应进一步深入，做一些国际的、多中心的、随机、双盲的临床研究，像青蒿素一样走向世界。

中国医学科学院阜外医院心律失常中心副主任、中华医学会心电生理和起搏分会候任主任委员华伟教授

临床使用心律平，减少的早搏数目并不多，加上参松养心胶囊之后，症状明显改善；很多心律失常并不致命，但是其症状影响生活质量，西药抗心律失常药物使用中存在许多风险，用中药治疗后症状明显改善，生活质量得到提高，这就是中药治疗的一个优势。

首都医科大学附属北京安贞医院心脏内科主任、中华医学会心血管病学分会主任委员马长生教授

多年以来，室性心律失常的治疗非常困难，西药治疗疗效不佳。黄从新教授牵头的参松养心胶囊治疗轻中度收缩性心功能不全伴室性早搏循证医学研究表明，参松养心胶囊能够减少早搏，且同时改善心功能，为室性心律失常患者的药物治疗带来了希望，同时提供了一个重要方向，为中药在心律失常治疗中的应用提供了可靠的循证医学证据。

首都医科大学附属北京朝阳医院心脏中心主任、中华医学会心电生理和起搏分会常务委员杨新春教授

目前治疗阵发性房颤的抗心律失常药物一个是心律平，另一个是胺碘酮，但治疗中遇到了很多困惑。如果病人合并有器质性心脏病，就不能使用心律平；胺碘酮则不论任何病人，都会出现不良反应。在这种情况下，房颤病人选择药物的空间非常小。我们联合了 11 家医院，进行多中心、随机、双盲的临床试验，结果表明：参松养心胶囊治疗阵发性房颤与心律平疗效相当，可减少

通络护心脑

TONGLUO HU XINNAO

房颤发作频次，改善房颤患者症状，无心律平的不良反应，对于目前没有药物能根治房颤的情况下，参松养心胶囊不失为一个安全有效的选择。

上海同济大学附属东方医院浦介麟教授

从西药角度来讲，尽管不断开发新药，目前没有哪个药物超过胺碘酮。心律失常要整体综合治疗，这是中医的理念，中医不是头疼医头脚疼医脚，头疼有可能是肝有问题，治好肝，头就不疼了，现在这种理念越来越应该借鉴。用西药治疗某个病的时候不能单纯针对病症的症状治疗。按照现代方法研究，我们研究室在研究抗心律失常的中药参松养心胶囊能阻断哪些通道，研究发现参松养心胶囊也是多通道阻滞剂；再通过深层次研究发现参松养心胶囊也是通过神经系统来调节心律，而且可以提升心动过缓病人的心律失常。中医中药是有前途的，还不能说研究已经到头了，但是最起码看到曙光了，我们应该在这方面多做工作，加强这方面的研究。

南京医科大学第一附属医院心脏科、中华医学会心电生理和起搏学会委员邹建刚教授

中医整体医学观是把治疗疾病和治疗病人融合起来，达到真正解决病的问题。比如参松养心胶囊不仅治疗早搏、快速性心律失常，而且有效治疗缓慢性心律失常。在治疗缓慢性心律失常的多中心随机双盲临床试验结果表明，参松养心胶囊提高缓慢心率7.15次，整合调节作用达到快慢兼治临床效果正是中医整体医学

治疗观的体现。

 上海长征医院心内科、中华医学会心电生理和起搏分会委员廖德宁教授

通过十几年的中医药研究有如下体会：一是中医中药改变了西医的医疗观念，从过去单一的离子通道变成多个离子通道，效果有独到性；二是从局部治疗上升到上游治疗；三是从单个器官变成多个器官的影响。实验结果表明：参松养心胶囊对心脏自主神经功能具有良好的调节作用，类似于 β 受体阻滞剂的效应。

6. 患者心声

三万多次的室早降到了三千次

　　孟先生还不到 70 岁，但患冠心病已经有 12 年之久了。他刚发病的时候就出现了胸闷、胸痛、气短等症状，这些年一直在吃药，症状较前改善。近几年孟先生还先后患过脑出血、脑梗死，体质较差。两个多月前，孟先生一直就有的胸闷、胸痛症状忽然加重，而且发作频繁，偶尔还出现心慌、气短，他只好就诊。接诊后，医生为孟先生做了 24 小时动态心电图等相关检查，检查发现他有三万多个室早，且有二度、高度房室传导阻滞，孟先生被诊断为冠心病、心律失常。

　　在河北医科大学附属以岭医院络病门诊，吴以岭院士仔细辨证，认为目前造成孟先生胸闷、胸痛、心慌、气短的最主要原因是冠心病和心律失常。辨证属气阴两虚、心络瘀阻、心神失养，参松养心胶囊益气养阴、化瘀通络、养心安神正合患者病情。经过两个多月的服药治疗，孟先生憋闷、胸痛等症状消失，心慌、气短也明显改善，复查 24 小时动态心电图，显示室早减少到三千多个，症状得到了缓解，睡眠也得到了改善，生活质量显著提高。

对于这一类复杂心律失常的患者，一定要坚持对疾病的长期管理，在合理用药、规范治疗的同时，也要认识到病程较长的事实，建议这些慢性病患者，一定要和医生建立长期的联系，定期检查、调整用药、指导生活等。

心跳时快时慢要小心，危险不可小觑

今年69岁的何女士有心慌的毛病已经10年左右了，而且因为心慌，她已经多次住院了。然而就在最近，何女士的病情又有了加重的迹象，活动后突然感觉心慌、气短比较严重，她以为休息休息就好，谁知5天过去了，心慌仍是时好时不好的。家人就送她到河北医科大学附属以岭医院诊治，就在她住院的当天，何女士又在劳累后出现了心慌、胸闷，这次的症状"来势汹汹"，除了心慌，她还出现了头晕、黑蒙，摔倒数次，并且意识丧失有1～2分钟，还有乏力、恶心等。紧急到了医院，心电图显示为房颤，24小时心电图监测发现存在长间歇，最长停跳时间长达11秒，这是晕厥的主因。诊断为阵发性房颤、窦性停搏。

"就这位患者来说，她的情况比较复杂，既有房颤等快速性心律失常，又有缓慢性心律失常如心动过缓、停搏，因此治疗也需要考虑得更全面一些。"河北医科大学附属以岭医院院长兼国家中医临床重点专科心血管病科主任贾振华教授表示，何女士最主要的症状是由房颤等引起的心慌，尽管她在检查中发现自己有心动过缓，仍然一直服用减慢心率的药物，希望能减缓心慌症状。

贾振华教授指出，"这么做是很危险的"，何女士虽然在房颤发生时心率可达每分钟 120 次左右，但平时的心率不过才每分钟 50 次左右，已经属于缓慢性心律失常，在这种情况下还使用降低心率的药物，则会加重心脏停搏，血液供不上，大脑缺血则可引起头晕、晕厥，严重的可导致猝死。

鉴于何女士的病情较为复杂，医生当初建议她安装心脏起搏器，何女士还是希望保守治疗。贾振华教授认为她属气阴两虚、络虚不荣，因此建议使用参松养心胶囊调理。经过 11 天的治疗，何女士心慌、晕厥等症状明显减少，再次做 24 小时动态心电图，间歇明显减少，间歇时间也明显缩短，由原来最长 11 秒缩短到 2 秒；房颤出现的次数也明显减少，由原来的 110 次减少到 20 次左右，发作时间也大大缩短。

贾振华教授指出"中药治疗心律失常的优势就在于具有多途径、多环节、多靶点的整合调节的治疗特点、快慢兼治，既治快、又治慢。"

数万次早搏消失了

这是位 50 岁的刘姓患者，石家庄市人，从两个月前开始出现心慌、气短、视物模糊等症状，就诊于某医院，治疗后好转出院。之后症状反复加重，于一个月前来到国家级重点专科、河北医科大学附属以岭医院心血管科找贾振华教授求治。24 小时心电图检查显示：房性早搏 38340 个、阵发性房速、部分时段记录到二度一型房室传导阻滞，诊断为频发房性心律失常，二度一型传导阻滞。

针对患者病情，贾振华教授给予"益气养阴、养心安神、化瘀通络"通络中药治疗，配以参松养心胶囊，一个月后，复查24小时心电图已无房性早搏和阵发性房速，原来部分时段记录到的二度一型房室传导阻滞已改善为一度，心慌气短症状明显好转。患者前几天到医院做24小时心电图显示：室性早搏和房性早搏各有一个，未记录到传导阻滞。检查结果表明：非常难治性的心律失常已完全恢复正常。

频发房早又伴房室传导阻滞属难治性心律失常，所以快慢兼治、整合调节的治疗优势发挥了显著效果。

复杂性心律失常简单解决

2003年，邹建刚从美国弗吉尼亚大学回来，担任江苏省人民医院大内科主任。当时南京有一个非常典型的女病人，就在人民医院住院。该病人1998年心肌梗死后一直保守治疗，后来放了支架，结果支架半年以后又堵了。堵了以后想再做介入没做成功，就做了搭桥手术。搭桥之后出现了心慌、胸闷、早搏较多、睡眠差、生活质量低，房性早搏一万多次，室早3000次左右。当时主要治疗药物如β受体阻滞剂、可达龙等几乎都用了，早搏控制还是不理想。

后来有一次，心脏科老主任马文珠请邹建刚一起去给该患者会诊。邹主任了解了患者的病情，推荐使用参松养心胶囊，服药后，效果非常好，房性早搏的控制达99%，就是一百个房早变成了一个，室性早搏控制了68%，就是说大多数的早搏都被控制了；最重要的是患者整个精神面貌发生了非常大的改变，吃得下，睡得好。

这个病人后来一直服用参松养心胶囊。2008年，当时媒体想采访有特殊意义病例时，邹主任就打电话给这位病人，她老伴接的电话，说她在外面舞剑呢，这说明患者当时的状态很好，是这个药直接受益的最典型案例。

从此，邹主任加深了参松养心胶囊的认识，认为中医药有整体调节作用，进而就开始了参松养心胶囊的循证医学研究。

医生使用参松养心胶囊也有体会

黑龙江中医药大学附一院心内四科徐京育医生介绍了应用参松养心胶囊治疗室性心律失常的案例。患者为一个78岁的女性，心悸伴胸闷气短7年。24小时动态心电图检查显示，平均心率57次，最快108次/分，最慢42次/分，室早7251次，1649次成对室早，55阵室早二联律，112阵室早三联律。针对患者的心律失常，徐医生开了参松养心胶囊，一天三次，每次4粒服用。十天后复诊症状改善，自觉心悸胸闷好转，早搏感减轻，心脏听诊未闻及异常，复查24小时动态心电图示"平均心率63次/分"。后患者仍继续口服参松养心胶囊，无特殊不适，一般情况良好。

徐医生介绍了自己的临床体会，器质性早搏，就是在冠心病、心肌炎、风心病、高心病等心脏病基础上出现的早搏。如果器质性早搏发作较少，患者可能并没有明显的感觉，只是偶尔觉得胸部有些不适或轻微的心慌，如果早搏频繁发生，就会引起心慌气短、胸闷疲乏等症状，甚至加重原有的心脏病，引发心绞痛，或使心力衰竭进一步恶化等。随着越来越多的研究者对中医药治疗器质性早搏的深入研究，发现中医药可明显改善患者症状，提高生活质量，在客观指标方面，减少了早搏的发生次数，提高了患者平均心室率，且患者较耐受。

参松养心胶囊为治疗心律失常的复方中药，由人参、麦冬、五味子、桑寄生、山茱萸、酸枣仁、甘松、龙骨、丹参等 12 味中药组成，可益气养阴、活血通络、养心安神；补、养、通三法并用，能显著改善心律失常表现的心悸胸闷，乏力，失眠等，且患者耐受性良好。此例病人曾应用胺碘酮，但因出现不适症状停药，改用参松养心胶囊后心悸胸闷失眠烦躁症状改善明显，早搏显著减少。

第五篇

强心

1. 慢性心力衰竭

什么是慢性心力衰竭

慢性心力衰竭是由冠心病、风心病、心肌病、高血压性心脏病引发的，由于这些心脏病造成心室长期压力或容量负荷过重，心脏的正常功能受到损害，使心肌的收缩能力减弱或舒张能力不充分，难以推动正常的血液循环，造成心脏血液输出量减少，不能满足机体组织营养代谢，出现了一系列症状和体征，严重者可危及生命。

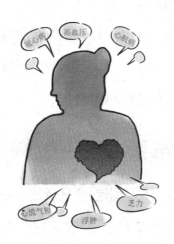

按运动量测测你有没有心力衰竭

心脏功能受损对运动能力有不同程度的影响。检测运动能力，可以判断心脏功能状况。美国纽约心脏病学会提出了一项分级方案，根据患者运动能力的强弱，把慢性心力衰竭患者划分为四级：

Ⅰ级：患有心脏病，但运动量不受限制，平时一般活动不引起疲乏、心悸、呼吸困难或心绞痛。

Ⅱ级：体力活动受到轻度的限制，休息时无自觉症状，一般体力活动可出现疲乏、心悸、呼吸困难或心绞痛。

Ⅲ级：体力活动明显受限，小于平时一般活动即引起乏力、心慌、呼吸困难或心绞痛。

Ⅳ级：不能从事任何体力活动。休息状态下出现呼吸困难、乏力心慌，体力活动后加重。

这个分级方案非常明确简洁，通过运动能力测试，可以迅速判断出心脏功能的受损程度，Ⅰ级患者的心脏功能仅受到轻度损伤，Ⅳ级患者的心脏功能已经严重受损。

刘大爷睡觉躺不平，老伴跟着遭罪

刘大爷，今年65岁了，高血压十余年。近来，他出现了心慌气短、咳嗽、下肢水肿等症状，日常总感觉疲乏无力，爬楼梯或者体力劳动后就出现呼吸困难、气喘急促，晚上睡觉总是不能像以前那样躺平，躺平了就觉得胸部憋闷，而且入睡一两个小时后，还经常会出现因气闷气急而突然憋醒的情况，每次睡梦中被憋醒以后，坐起片刻才能逐渐好转。自从出现了睡觉不能平躺、夜间憋闷惊醒等情况后，就连刘大爷的老伴也跟着无法睡安生觉，总是被刘大爷吵醒，这可把老两口折腾坏了，赶紧到医院进行诊治。经检查，医生告诉刘大爷是患了高血压性心脏病合并心力衰竭，属于左心力衰竭。

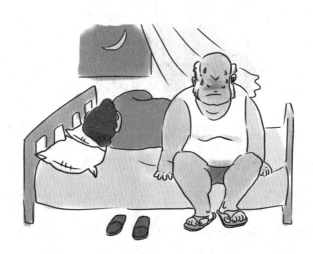

医生进一步解释说，刘大爷之所以会出现夜睡不能平卧的情况，主要是左心力衰竭会导致呼吸困难的缘故。左心一旦出现衰竭，左心室无法将在肺内进行了气体交换的动脉血及时输送到身体各处，导致血液淤滞在肺中，肺活量就会变小，肺的弹性降低，吸入少量气体后就得向外呼气，因此会呼吸困难，如果平卧的话，呼吸面积会比直立或坐位时更小，所以呼吸困难的症状会更严重。

老年人腿肿要引起注意

73 岁的洪老先生近来发现，自己的双脚和小腿出现了浮肿的现象，劳累后加重，每天的尿量也有所减少，他以为自己肾脏出了问题，赶紧到医院就诊。经检查，洪老先生是慢性心力衰竭，必须住院治疗。腿肿和心力衰竭有什么联系呢？

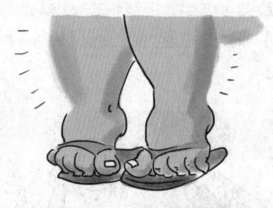

医生告诉洪老先生，腿肿其实是心力衰竭的一大信号，尤其是老年人出现了腿肿的症状一定要引起注意。由于心力衰竭，心脏的舒张能力下降，身体周围的血液不能正常回到心脏造成淤血，所以会出现双脚、双小腿水肿，劳累后加重。浮肿这一信号确实很容易被患者误认为肾脏出了问题，医生说，其实肾脏导致的水肿和心力衰竭导致的水肿有很大区别，肾脏导致的水肿往往先出现于面部，而心力衰竭导致的水肿多从人体双脚或两条小腿开始，患者可仔细加以区分。

心力衰竭有三大信号

夜睡不能平卧、胸闷喘促、尿少浮肿是心力衰竭的三大重要信号，患有高血压、冠心病的人群更应该提高警惕，心力衰竭对人体健康的危害巨大，这些信号一旦出现，应立即到医院进行诊治。

夜睡不能平卧是左心力衰竭的重要信号，左心力衰竭后，左心室无法将动脉血及时输送到身体各处，血液淤滞在肺脏，肺内血管淤血导致肺组织水肿，气道阻力增加，肺活量变小，肺的弹性降低，吸入少量气体后就得向外呼气，出现呼吸困难。平卧的情况下，呼吸面积会比直立或坐位时更小，呼吸困难的症状更严重，所以导致患者夜睡不能平卧。

胸闷喘促也是心力衰竭的重要信号之一，患者往往频繁干咳、胸闷气喘，活动或劳累后症状会加重，出现这一信号后要警惕左心力衰竭。这是由于左心力衰竭会造成肺淤血，引发支气管黏膜水肿，分泌物增多，呼吸道通气受阻，因此会出现胸闷喘促。值得提醒的是，一些患者，尤其是有慢性肺部疾患的患者，他们往往认为是支气管炎或者哮喘发作而耽误病情，其实患者和家人可以自我判断，心力衰竭导致的胸闷喘促跟患者的体位有密切关系，当患者处于卧位时症状比较重，处于坐位或者立位时症状较轻，并且常在夜间发作。

尿少浮肿同样是心力衰竭的一大信号。心功能减退后，心排血量降低，全身的有效循环血量也会随之减少，肾血流不足导致患者 24 小时总尿量减少。心力衰竭后体循环淤血，所以患者往往出现双脚、双小腿水肿，劳累后加重。

除了上述三大信号外，全身乏力、容易疲劳、食欲不振、腹胀等也是心力衰竭的信号，值得警惕，当然这些症状要建立在有心脏病的基础上，才能考虑心力衰竭。

心力衰竭可不是小毛病

心力衰竭是冠心病、风心病、高心病、心肌病等各种心脏病的终末阶段，患者经常反复住院非常痛苦，也给社会和家庭带来沉重的经济负担。

心力衰竭可分为左心力衰竭和右心力衰竭。心力衰竭的主要表现是静脉淤血，左心力衰竭为肺静脉淤血，右心力衰竭为体循环淤血。淤血的部位不同，症状和体征也不尽相同。左心力衰竭主要表现为疲劳乏力、呼吸困难、夜睡不能平卧、咳嗽、咯血、发绀、夜尿增多、胸痛等，而且活动后会加重；右心力衰竭的患者胃肠道不适明显，会出现食欲不振、恶心、呕吐、腹胀等，还会伴有肝区疼痛、夜尿增多、呼吸困难、腹腔积液等。无论是左心力衰竭还是右心力衰竭，都会严重影响生活质量，并且随时面临死亡威胁，所以说心力衰竭是"生命的绊脚石"。

老年心力衰竭有九大类不典型表现

很多老年人因为全身各系统脏器老化、功能减退、神经反应迟钝，而且往往多种慢性疾病并存，互相干扰，发生心力衰竭时常常缺少典型表现，容易造成漏诊、误诊，值得警惕。老年心力衰竭患者的不典型表现主要有九大类。

（1）咳嗽、气喘，类似气管炎。患者以间断性或阵发性咳嗽为主要症状，咳白色泡沫状痰，夜间卧床休息时或是清晨起床时比较明显，坐位与站立时有所减轻，心率偏快，容易被误诊为气管炎或哮喘，用抗生素治疗没有效果。

（2）全身乏力，患者不明原因地出现全身乏力、气短、精神不振等症状，稍微活动或劳动后症状更加明显。

（3）夜间常出现胸闷，尤其是后半夜最容易发生，表现为睡眠中被憋醒，需要垫高枕头或者坐起来才能缓解，胸闷时间比较短，因此容易被误诊为心绞痛发作。

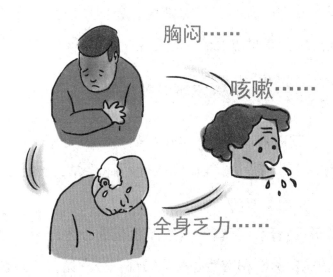

（4）食欲不振，腹部胀满，恶心、呕吐、严重者还会出现腹痛、腹泻，容易被误诊为消化道疾患。

（5）夜尿增多。患者没有肾功能不全的病史，也没有泌尿系感染的症状，但是出现了夜间排尿次数和尿量较平时增多的现象，白天尿量没出现异常，但下午偶有踝关节水肿。

（6）出现了精神方面的异常。比如不明原因的心情烦躁、焦虑或有恐惧感，失眠，思维较以前迟缓，症状可在短时间内好转或加重交替出现，容易被误诊为脑动脉硬化。

（7）右心力衰竭时颈部血管明显充盈，下肢或全身出现浮肿。

（8）脉搏快或不规则，患者感觉心慌，脉搏每分钟在80次以上，稍微活动就会超过100次，并且有强弱不同的交替脉，或是间歇脉。

（9）胸透或CT发现有胸腔积液。

医学专家提醒，当老年心脏病患者出现以上几类症状时，家人应提高警惕，考虑心力衰竭的发生，及早就诊治疗。

慢性心力衰竭心率增快要当心

慢性心力衰竭出现了心率增快一定要提高警惕，心率增快会让心力衰竭加重。如果是快速性心律失常，死亡的风险就会增加。

医学研究发现，不管什么原因引起的心力衰竭，都非常容易并发心律失常，房性和室性心律失常都十分常见，以频发室性早搏、室上性心动过速等常见，房性心律失常以房颤最多见。

心力衰竭患者伴发快速性心律失常。首先是加重心力衰竭病情，使心功能进一步恶化，心室重构加重。比如，心力衰竭患者伴发房颤后，会使得心房丧失有效的收缩功能，心排血量减少达25%左右，心房淤血更加明显，心房内压力进一步升高，心房逐渐扩大，心肌收缩力减弱。心室率过快使心室充盈时间减少，心房内压力增高，肺淤血加重，呼吸困难等心力衰竭症状加重。

其次是导致心源性猝死。大约有 50% 的慢性心力衰竭患者最终发生猝死，多数是合并了室性心动过速和心室颤动。

再次是导致脑卒中。心力衰竭合并房颤，心房中的血液无法完全排出，淤滞在心房内，形成血栓，随血液运行到脑部，堵住脑动脉就会引发脑卒中。

心脏肥大变形了就是心室重构

慢性心力衰竭，心脏的排血量减少，无法为机体提供足够的动脉血保证各组织器官的生理需要。心脏自身为了解决这一问题，就激活了代偿机制，加大工作量，尽力保证输出的动脉血量，心脏负担就会加重，让心脏一直处于一种超负荷的运转状态。在负荷不断增加的情况下，心脏通过增加肌肉来适应增加了的工作负荷，就好比举重运动员，他们经常举重物，四肢肌肉十分发达，所以左心室为了保证"泵"出足够的动脉血，超负荷运转时间长了，就会逐渐变得肥大。长期超负荷运转，心脏的整体功能就支撑不住了，功能下降，心室腔扩张，这就是医学上说的心室重构。

随着心室的不断肥大，心功能不断恶化，左心室无法排出足够的血满足身体的需要，心力衰竭的症状就越来越明显，出现呼吸困难、不能平卧、心慌气短、疲劳乏力、尿少水肿等，劳动后更加明显，甚至有些患者无法进行体力活动。

当心室的结构形状及大小发生显著变化以后，二尖瓣也会关闭不全，动脉血随着左心室的收缩有一部分反流回左心房，从而进入主动脉的血量就会减少，无法满足机体需要，心力衰竭症状更加明显。

神经内分泌过度激活加重心力衰竭

心脏就像一个泵，通过反复收缩来推动血液向全身流动，营养全身。心力衰竭以后，心脏的舒张收缩功能减退，心脏的泵血功能变差，输出的血液不能满足机体代谢的需要，神经内分泌系统就会加大工作量来改善这一情况，所以说，神经内分泌系统过度的工作可以说是人体对心力衰竭的一种代偿性机制。

神经内分泌系统过度激活主要表现为交感神经系统的激活和肾素－血管紧张素－醛固酮系统的激活，这两个系统过度激活可以直接促使人体血管收缩，血压升高。这就会使心脏的活动力度加大，速度加快，相当于给心脏加大了负担，让心脏承受更大的压力，付出更大的力量来进行舒张和收缩活动。

神经内分泌过度激活虽然能增加心脏输出血量，满足全身各组织器官对血液的需求，让患者的症状表面上得到一定的缓解，由此造成的血管收缩、血压上升、心率加快等后果也会加重心脏的负担。心脏长时间超负荷工作，让原本已经受损的心肌进一步受损，没有受损的心肌也会被牵累，结果就会造成更加严重的心室重构，心力衰竭病情进一步加重。因此，神经内分泌的过度激活是导致心力衰竭病情加重的重要因素。

2. 慢性心力衰竭的治疗

郑大爷都成"药罐子"了

郑大爷和王大爷是多年的老"棋友"了，两家是邻居，平时一有空闲，郑大爷就把王大爷叫到自己家里杀几局，有时杀到高兴，还要留王大爷一起喝几盅。

后来，王大爷住在外地的儿子给他添了个孙子，儿子和儿媳是双职工，没法带孩子，王大爷和老伴就搬去带孙子，这一去就是一年多的时间，还好儿媳在学校上班，暑假时可以自己带孩子，王大爷才搬回来住，没过几天就又去找郑大爷下棋。

老友重聚，郑大爷当然非常高兴，这一年多他早就和看不见人也没法说话的 QQ 象棋网友下腻了。王大爷却有点吃惊，一年不见，郑大爷的身体明显消瘦了许多，说话时经常会停下来喘上几口大气，精神状态也不如以前了，一问之下，才知道郑大爷多年的冠心病已经成了慢性心力衰竭，平时睡觉都不能平躺，外出走路时间稍微长一点都会气喘，后来住了一段时间的院才好转过来，现在是回家吃药治疗。

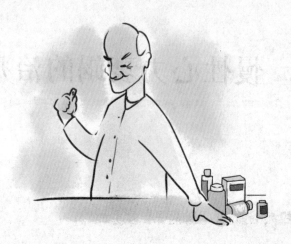

　　两人寒暄了几句，又摆开棋盘杀了起来，王大爷看郑大爷身体不好，本想下两盘就回家，禁不住郑大爷一再挽留，只好又杀到中午，和郑大爷一起吃了午饭。吃完饭后，王大爷看见郑大爷从茶几下拿出一个大纸盒子来，原来里面满满的全是大大小小的药盒。郑大爷一一打开，这个倒出两粒，那个按出三片，全都放在一张白纸上，又有胶囊，又有药片，红红绿绿地积起来仿佛小山头一样，郑大爷分了好几次才把药吃完，看得王大爷咂舌不已。

　　看见王大爷惊讶的表情，郑大爷也苦笑不已，说这还只是每天吃３次的那些药，有些药每天吃一次，所以早晨和晚上吃的药更多，这些药有的是强心药，有的是利尿药，还有扩血管药、降脂药……零零碎碎地合起来有十几种，少吃了哪一样都不行，昨天利尿药吃完了还没买，今天小腿就又有些浮肿起来，郑大爷自嘲地说："我现在就成了一个药罐子。"

　　王大爷回家后，一想起那堆积如山的药片，心里就替郑大爷难受，因为怕影响郑大爷休息，去下棋的次数也少了许多。过了两个月，暑假结束，儿媳上班，王大爷就又去照看孙子了。

春节过年时，王大爷一家大小都回来了，再次见到郑大爷时，王大爷不由得怀疑起自己的眼睛了，和几个月前说话气喘、身体消瘦、精神不振的郑大爷比起来，现在的郑大爷说起话来气息顺畅，精神矍铄，身体也不像上次那么消瘦了。

见郑大爷身体恢复得不错，王大爷也不由得替他高兴，陪他下棋直到中午，吃过午饭后，本以为郑大爷又会拿出一大盒子药来，没想到他只是顺手在茶几下摸出一个小药盒来，从里面取出4粒胶囊来一口水送下，然后就要摆棋盘开局。

难道郑大爷的慢性心力衰竭这么快就已经好了吗？见王大爷很是好奇，郑大爷笑着为他做了一番解释。原来，郑大爷吃的是医生为他推荐的芪苈强心胶囊。这是一种治疗慢性心力衰竭的创新中药，一个药就具有强心、利尿、扩血管三大作用，一种药物可以同时起到多种西药联合应用的作用，不管是改善心脏舒缩能力，还是利尿消除浮肿，都可以通过服用这个芪苈强心胶囊来实现。郑大爷服用了才一个多月的时间，就感觉过去的心慌憋气、胸痛胸闷、腿肿乏力等症状都越来越轻，连用两三个月后，发现自己走路变快了，走的路程越来越远。当然，郑大爷感触最深的，还是自己摆脱了过去"药罐子"的生活，再也不用每天大把吃药了。

慢性心力衰竭为什么要用四种以上药物

现代医学认为，对于慢性心力衰竭的治疗，需要通过强心、利尿、扩血管来改善症状，还要抑制神经内分泌系统过度激活、改善心室重构以消除慢性心力衰竭的发病基础。要达到这一治疗目标，往往采取多种药物联合应用，运用强心药来激发心脏的舒缩功能，运用利尿药来消除水肿，运用扩血管药为心脏提供更多的血液供应。美国心脏病学会和美国心脏协会联合推出2009年版《成人慢性心力衰竭诊断与治疗指南》，推荐了四种治疗心力衰竭的基本药物，一直沿用至今，它们分别是利尿剂、ACEI（或ARB）、β受体阻滞剂和强心药，四大类药物联合使用，不仅能强心、利尿、扩血管，还可以抑制神经内分泌过度激活，改善心室重构。

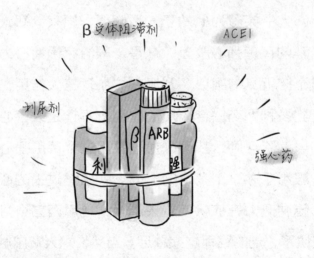

利尿剂

利尿剂是慢性心力衰竭治疗中最常用的药物，常用的利尿剂有速尿（呋塞米）、螺内酯、双氢克尿噻等，可以减轻心脏的负担，缓解淤血，减轻水肿。但利尿剂很容易导致人体电解质紊乱，引起严重心律失常和心脏骤停等。

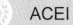

ACEI

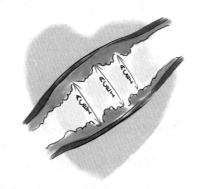

ACEI 也就是血管紧张素转换酶抑制剂，临床常用的有卡托普利、依那普利等。在以前的慢性心力衰竭治疗中，人们认为 ACEI 只会扩张血管，改善心力衰竭患者的血液循环状况，减轻淤血。但最新研究发现，它对神经内分泌系统过度激活也有改善作用，不良反应是引起低血压、干咳等。

β 受体阻滞剂

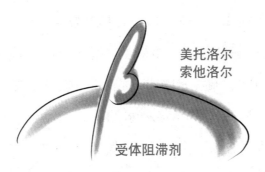

美托洛尔
索他洛尔

受体阻滞剂

β 受体阻滞剂临床常用的有美托洛尔、索他洛尔等，许多研究证明，β受体阻滞剂能够对抗神经内分泌系统过度激活，改善心室重构，近年来成为心力衰竭的主要治疗药物。但在使用时要注意它的不良反应心率减慢，负性肌力作用导致乏力加剧，支气管哮喘者禁用或慎用。

强心药

临床常用的比如地高辛，属洋地黄类药物，这种药物可以增强心脏舒张收缩力量，用于治疗心力衰竭已有200余年的历史，可以明显增加心排血量，提高运动耐量，改善各种心力衰竭症状，但非常容易引起中毒，出现心律失常、恶心、呕吐等毒副反应，近年来提倡小剂量使用。强心药的应用一定严格遵照医嘱。

一药顶四药的奥秘

作为慢性心力衰竭病人长期为吃药困扰，许多人需要服用几种甚至十几种药物，好多心力衰竭病人都自己感叹：我都成药罐子了。现在好了，中药芪苈强心胶囊一个药就能顶四类药，同时具有强心、利尿、扩血管和抑制内分泌过度激活、心室重构的作用，一种药物可以同时起到四类药物联合应用的作用。芪苈强心胶囊由多种中药配伍而成，其中的人参、黄芪、附子能增强心脏舒缩功能；葶苈子、泽泻等药物能够利水消肿、通小便，使体内多余的水分从小便排出，从而减轻心脏的负担。值得一提的是，中药利尿最大的特点是不会引起脱水和电解质紊乱；丹参、红花等活血通络药物可以扩张血管，改善心脏的血液供应，减轻周围血管阻力。中国中医科学院广安门医院研究证明，芪苈强心胶囊强心、利尿、扩血管效果显著，能够改善心脏舒缩能力，消除慢性心力衰竭的各种症状，明显提高患者生活质量。

南京医科大学第一附属医院、复旦大学中山医院、西安交通大学第一附属医院、中国医学科学院阜外医院、山西医科大学第二医院等多家医院研究证实，芪苈强心胶囊可以干预神经内分泌系统，使之不被过度激活，不但延缓心室重构的进展，还能给心脏补充能量，从而减轻心脏负荷，防止心脏功能的进一步耗竭，能改变患者心慌、气短、喘促等症状；中国中医科学院西苑医院研究表明，芪苈强心胶囊在慢性心力衰竭的治疗过程中，能够明显减少室壁厚度，抑制心室重构，可改善心力衰竭患者的胸闷气短、夜睡不能平卧、尿少浮肿等症状。

3. 世界眼光看芪苈强心胶囊

　　一个药物的疗效要获得世界医学界认可，必须经过世界水平的医学研究方法验证。什么是世界水平的研究方法呢？那就是循证医学。循证医学研究是近年来在世界范围内新兴起的一种最权威、最科学的医学研究方法，通过循证医学研究能得出国际公认的药物疗效，能选出让医生和患者信赖的临床药物。

　　既然是世界水平的研究方法，那必须在高水平的医院、由高水平的医学专家参与、严格遵循循证医学研究方法进行。芪苈强心胶囊治疗慢性心力衰竭的循证医学研究是由高润霖院士、张伯礼院士、黄峻教授、李新立教授、张健教授牵头，南京医科大学第一附属医院及中国医学科学院阜外医院为组长单位，联合国内23家综合三甲医院，选取512名患者，历时15个月完成的。

　　芪苈强心胶囊治疗慢性心力衰竭的循证医学研究取得了重大突破，得出了令人惊喜的结果。该研究发现，芪苈强心胶囊能显著改善慢性心力衰竭患者的心功能，左室射血分数较对照组高2.03%，6分钟步行距离较对照组多22米，改善生活质量，明显改善患者心慌气短、下肢浮肿、乏力疲劳等症状，显著降低复合终点事件（包括患者死亡、心力衰竭加重再住院等）发生率，尤其是可以显著降低心力衰竭患者血清中 N 末端脑钠肽前体（NT-proBNP）的水平。

NT-proBNP 是欧洲心脏病学会制定的心力衰竭诊断首选指标，也是评价心力衰竭药物疗效的主要指标，患者血清中 NT-proBNP 的水平越高，就说明心力衰竭的程度越重。心脏病学界认为，常规治疗慢性心力衰竭，如果能把 NT-proBNP 的水平降低 30% 以上，疗效就已非常突出。

循证医学研究结果显示，芪苈强心胶囊治疗组中有 47.95% 的患者 NT-proBNP 水平降低 30% 以上，对照组仅有 31.98% 的患者 NT-proBNP 水平降低 30% 以上，芪苈强心胶囊治疗组远远超过对照组。

这表明，芪苈强心胶囊在逆转心力衰竭进程、治疗心室重构、改善患者预后方面均有良好治疗作用，可以多途径、多环节、多

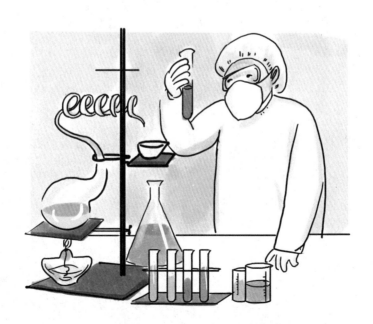

靶点治疗慢性心力衰竭。

芪苈强心胶囊治疗慢性心力衰竭的循证医学研究结果引起了国际轰动，2013年6月5日，该研究的论文在国际心血管领域权威杂志——《美国心脏病学会杂志》上发表，该杂志是心血管内科领域最常被引用和影响力最大的一个杂志，影响因子19.896。杂志编辑部专门为论文配发了题为《让衰竭的心脏更加强劲——中国传统医学给我们的启示》的评论文章，对芪苈强心胶囊治疗心力衰竭给予了高度评价。

随着论文的发表，芪苈强心胶囊引起国际医学界的高度关注，国内外医学专家及媒体纷纷给予高度评价。

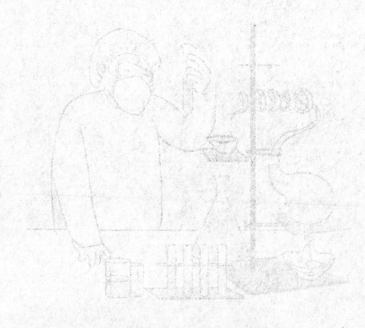

4. 中国专家这样评价芪苈强心胶囊

中国工程院院士、复旦大学中山医院陈灏珠教授

《美国心脏病学会杂志》发表了芪苈强心胶囊治疗心力衰竭的循证研究，可喜可贺。一直以来中药组方包括多种药材，如果按照西医的理论来揭示中药的成分似乎有些困难，随着中药研究的深入，中药展现出改善相关指标的临床疗效，逐渐获得国际医学界的认可。

《美国心脏病学会杂志》发表的评论也很客观，表明了中西医协作治疗心力衰竭打开了国际认可的希望之门，这是一条很好的践行中药国际化之路。

中国工程院院士、中国医学科学院阜外医院高润霖教授

具有里程碑意义的"芪苈强心胶囊治疗慢性心力衰竭的循证医学研究"在《美国心脏病学会杂志》发表，令人欣慰。述评也指出，芪苈强心胶囊作为传统的中医药开启了心力衰竭治疗协同作用的

希望之门，并且美国、英国等多家媒体对此给予了积极评价。芪苈强心胶囊成为我国第一个具有循证医学研究证据、治疗慢性心力衰竭疗效确切的中成药，为传统中成药走向国际化迈出了可喜的一步。

本研究是迄今为止完全遵循国际循证医学研究规范进行的首个国内多中心中药治疗心力衰竭的研究，为今后开展大规模改善预后终点事件研究开了先河。该研究不仅为芪苈强心胶囊治疗慢性心力衰竭提供了循证医学证据，更大意义在于严格践行以循证医学方法评价中药疗效，必将成为中药国际化之路的典范。

中国科学院院士、上海中医药大学陈凯先教授

芪苈强心胶囊试验按照当前公认的科学发展规律开展研究，使中医药研究水平显著提升。过去中医药仅依据患者主观感受，缺乏科学的客观指标，也缺乏相应数据的严格统计和对比分析，导致疗效难以判断，无法揭示中医药的科学本质。芪苈强心胶囊研究对国内中医药研究起到很好的示范作用，使中医药现代化的同时走向国际化，让西方重新认识了东方的中医药学。

中国工程院院士、天津中医药大学校长张伯礼教授

传统中医药存在的前提是疗效，疗效评价的关键是研究方法的科学性。我认为，传统中医药应敢于接受现代科学方法评价，得出信服证据才能在更大范围推广应用。所以要善于传承中医精华，并采用现代科技发扬光大，这个过程至关重要，显然芪苈强

心胶囊做到了！

 ## 武汉大学人民医院黄从新教授

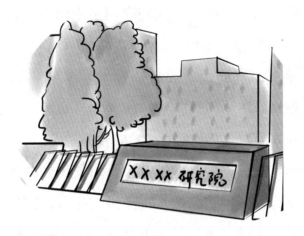

　　芪苈强心胶囊的循证研究以设计严谨、执行过程科学、结论具有相当的可信力和实力而被《美国心脏病学会杂志》发表，这是中国中成药走向世界的里程碑，也是中药研究对于世界药物研究的重大贡献。

　　我希望未来有更多的中西医结合的临床研究问世，也希望把中医药这个具有完全自主知识产权的瑰宝贡献给全世界。

南京医科大学第一附属医院黄峻教授

　　芪苈强心胶囊的研究论文得以在《美国心脏病学会杂志》上发表，向世界展现了中西医体系的完美融合。该研究开始前已经在国际循证医学中心进行了注册和登记，完全符合国际临床研究的规范。令人可喜的是，该研究得到非常明确、令人信服的阳性结果。由此可见，中药疗效是经过严格规范的现代研究方法检验的。

目前，心力衰竭治疗处在瓶颈期，中药或可在心力衰竭治疗中发挥积极作用，未来中药也可在其他心血管病甚至各种临床疾病中发挥作用。通过该研究，人们有理由相信中医药完全可以走向世界。

 中华医学会心血管病分会副主任委员、中国医学科学院阜外医院杨跃进教授

该研究在国际上广受关注，主要体现在四个方面：第一，芪苈强心胶囊完全根据中医理论产生，是首个使用西药循证医学方法评价治疗心力衰竭的疗效及安全性的中药，既保留中药的本色，又得到国际认可。第二，该研究填补了西医近年心力衰竭研究进展的空白。第三，所有西药治疗心力衰竭都会影响心率和血压，而芪苈强心胶囊未见明显影响。第四，该研究的意义不仅在于文章发表在国外杂志上，最重要的是使祖国医学得到国际学界认可。

 南京医科大学第一附属医院李新立教授

关于芪苈强心胶囊，国内专家在大量基础研究的同时与现有标准治疗方案进行比较，发现不同研究者采用不同模型（心肌梗死模型、扩张型心肌病模型等）进行动物实验得出一致的结论，即芪苈强心胶囊可抑制心肌纤维化。在此背景之下，经过反复讨论、设计，芪苈强心胶囊治疗慢性心力衰竭循证医学研究于 2011 年 6 月 25 日正式启动。

该研究完全按照随机、双盲、多中心、平行对照的试验方法进行。虽然采用的是替代终点，但N末端脑钠肽前体（NT-proBNP）是目前公认的临床疗效评价标志物。令人感到意外和惊喜的是，研究完全达到预设终点（主要终点和次要终点）。这项研究开创了中医药循证医学研究的先河，为国内中医药研究如何建立规范、科学的评价体系，走向世界起到示范作用。中医药研究人员应培养规范的理念和设计思路，遵循国际共同认可的标准。

这次成功取决于多方面因素：第一，与药物庞大的基础研究背景、合理选择替代指标、严格的研究设计不可分割；第二，团队合作，23家研究中心全部来自医科大学附属医院、省级医院或其他三甲医院，团队训练有素，保证了研究质量。国外审稿专家也对该研究给予了高度评价。

北京大学第一医院医学统计室主任姚晨教授

芪苈强心胶囊的研究是按照随机、双盲、对照试验科学设计的，严格按照国际标准。研究伊始按照预定方案纳入患者，数据整理也按照相关规范执行。一个高质量的科学研究首先要有良好的设计，之后需要严格按照预定方案执行。论文中也用大篇幅阐述研究的设计、步骤、样本量计算以及终点指标等，力求文章发表时能如实地反映整个过程。

5. 国际权威评芪苈强心胶囊

《新英格兰医学杂志》副主编、美国哈佛大学医学院麻省总院心内科主任 Anthony Rosenzweig 教授

该研究非常令人振奋。首先，这是一项双盲、安慰剂对照、高质量的试验。其次，研究取得了非常鼓舞人心的结果。研究发现，芪苈强心胶囊治疗组 47.95% 患者的 NT-proBNP 水平降低 30% 以上，对照组该比例只有 31.98%。此外，治疗组患者的心脏功能、左室射血分数、生活质量等次要终点也显著改善，且未见严重不良反应。但仍需研究芪苈强心胶囊对临床硬终点（如再入院率、生存率）的长期效应，对不同类型心力衰竭的疗效是否有差别，对舒张性心力衰竭是否有效，最主要的活性成分是什么以及能否促进心力衰竭患者心肌细胞增生。

美国近十年来都没有研发出治疗心力衰竭的新药。心力衰竭患者不断增加，因此寻求心力衰竭治疗新方法十分迫切。芪苈强心胶囊是一种中药，当前《美国心脏病学会杂志》发表的研究大部分是关于西药的。该研究得以发表，一方面表明，西方医学非常希望了解中医药、学习中医药的精髓。另一方面表明该研究的设计非常严格，芪苈强心胶囊可能为治疗心力衰竭的

新药。

目前已有的抗心力衰竭药物，如 β 受体阻滞剂、血管紧张素转换酶抑制剂等都有标志性的研究证明其有效性。要在全世界推广中医药，就应该像本研究一样，通过严格设计证实其能改善患者临床结局，从而说服不同国家的临床医生，让中药推广到全世界。

《美国心脏病学会杂志》编辑部

现在这项富有前景的研究表明：利用最新科技研究传统中药活性成分开启了心力衰竭治疗协同作用的希望之门。这是一个挑战，对此我们应该热烈拥抱这个挑战！可以想象的是，如果芪苈

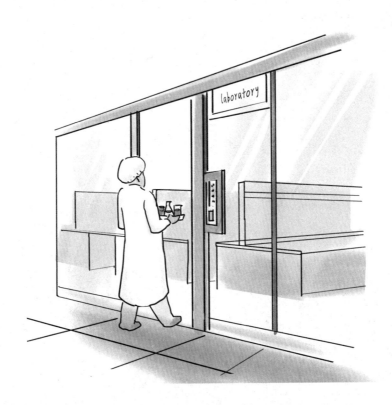

强心胶囊在未来高质量的临床研究中提供更多关于其对受试者发病率、死亡率益处的证据，那么它将从根本上挑战现有关于药效学研究的科学观念。

 《英国心脏病杂志》

在线述评：

该临床研究显示中草药为心力衰竭治疗带来新希望。

美国《今日医学要闻》

在过去的几十年，药物治疗心力衰竭取得的突破性进展并不多，我们高兴地看到了用严格的临床试验客观、科学地评价中医药所取得的重大进展。

6. 患者心声

96 岁老人的一封感谢信

　　我以尊敬及感谢的心情给你们写这封信，报告我服用芪苈强心胶囊的效果，目的是希望能大力宣传芪苈强心胶囊这么好的中药，让中外广大患有心脏病的病人及早知道我们中国有治慢性心力衰竭的中药，免得住院花费不必要的医疗费用；减少社会负担，让广大心脏病患者早日康复，少走弯路，少花冤枉钱。因慢性心力衰竭连续住院多次之后，我觉得芪苈强心胶囊，具有良好效果。我每天按说明书规定的日服三次药。有一回住天津大女儿家，我试着每日早晚各服一次，大约一个月旧病复发，又回秦皇岛中医院住院治疗。不过这次我听大夫的话，只住四天我就出院了。直到现在一年多了，按规定一日三次用药、心脏病已无踪迹，成了一个 96 岁的似乎百病皆无的老头。

双足浮肿如象脚！新加坡心力衰竭老人坚持用药 12 天水肿全消

　　2018 年 11 月，新加坡一位慢性心力衰竭患者的家属欣喜地在网上介绍了患者发生的惊人变化。患者家属介绍说，77 岁的老妻 Christian 九年前因心脏问题，安装了 ICD（埋藏式心律转复除颤器），因为年久 ICD 电池耗尽又无法从体内取出而引发了严重后遗症。患者被诊断为冠心病和心力衰竭，"数星期前，她逐渐不良于行，甚至连起身都乏力，有两次从床上跌落地下，仰卧时呼吸不顺畅，一星期后，双脚浮肿如象脚，接下来几天，全身包括腹部、臀部、手臂、手指、脸部都开始浮肿，很明显是体液排不出，这分明是心脏衰竭的先兆。""大儿子在网上看到新药芪苈强心胶囊可治疗心脏衰竭，二儿子在北京出差时，顺便带回10盒，她服药12天，水肿全消了！该新药可谓及时雨，更难能可贵的是，12天的药费，不过百元！若迟一两个星期才服用芪苈强心胶囊，可能因积水而引发肺炎，或肾积水而衰竭！"对于患者病情的明显改善，让家属心情非常激动，感激之余撰写了此文发表于国外社交平台，并反馈给以岭药业国贸部以表感谢。

通络治疗帮助心力衰竭患者恢复生活自理

赵某，今年70岁，19年前被诊断为心力衰竭。20天前因心慌、气短、喘憋、乏力、腿肿，晚上睡觉时不能平躺，被家人搀扶着送到河北医科大学附属以岭医院心血管科住院治疗。入院后，经采用益气温阳、活血通络、利水消肿的中药汤剂加芪苈强心胶囊治疗，症状很快有了改善，已可以自己下楼去超市买东西，然后自己再走回来，不用坐电梯，慢慢地走上三楼，且不喘憋。这充分表明采用中药通络、益气、活血治疗可明显帮助患者有效改善心力衰竭症状。

胸闷腿肿躺不平原是心力衰竭在"捣乱"

刘女士今年 75 岁，患有高血压、冠心病、糖尿病多年，三年前由于脑梗死导致了行动不便。大约在一年前，刘女士又出现了胸闷、喘息、难以平躺等症状，去医院检查说是心力衰竭。刘女士认为自己得冠心病已经是老毛病了，因此也没太在意，等用药控制了症状之后，她便出院停止了治疗。结果，在大约一周前，不慎感冒后，刘女士突然感觉胸闷、气短等症状加重，还出现了咳嗽、咯痰等症状，根本没办法躺下睡觉，而且她的双腿还变肿了。由于症状严重影响了睡眠，刘女士才在家人的陪伴下来到河北医科大学附属以岭医院就诊。

经检查，刘女士的症状主要是由心力衰竭及肺部感染所引起的，而且发现她的心脏已经明显扩大。针对刘女士的病情，贾振华教授为她开具了芪苈强心胶囊及中药汤剂。经过一个月左右的治疗，刘女士的症状得到了极大的改善，不仅双腿的水肿消退，咳喘、胸闷等症状也得到了缓解，已经可以躺下睡觉了，而且肺部的感染也得到了有效控制。

贾振华教授指出，依据中医脉络学说，对于慢性心力衰竭应当从气分、血分、水分把握病机演变规律，并遵从"气血水同治分消"的原则，制定了"益气温阳、活血通络、利水消肿"治法。芪苈强心胶囊既可改善患者心慌气短、不能平卧、尿少浮肿等症状，又可增强心脏射血指数，显著降低患者死亡和再住院率，明显改善生活质量。

贾振华教授提醒患者，对一些长期卧床的患者来说，除了治疗原发疾病，也一定要重视预防肺部感染，以免因感染导致严重的后果。建议患者在身体允许的情况下，做一些力所能及的锻炼，也有助于症状的缓解，并可预防感染的发生。

我终于能睡个踏实觉了

"这么多天了，我终于能踏踏实实地睡个觉了，一晚上都没被憋醒。"今年 67 岁的李女士高兴地说。

李女士有冠心病，但开始时胸闷气短等症状不算重，而且往往持续个三五分钟就会缓解，所以她没当回事，从来没有系统治疗过。但在三年前一次重感冒后，李女士胸闷气短症状加重，而且经常喘憋，常在睡梦中被憋醒，走路也没劲儿，双腿膝盖以下出现了严重的水肿。无奈之下，李女士到当地县医院就诊，被诊断为心力衰竭。

确诊心力衰竭后，起初医生只应用西药为李女士进行强心、利尿、扩血管等治疗。慢慢地，她的水肿渐渐消退，但胸闷、喘憋、走路没劲儿等症状仍然没有较大改观，甚至已经导致她生活不能自理。河北医科大学附属以岭医院院长、心血管病科专家贾振华教授接待了这位患者。

贾振华教授指出，慢性心力衰竭是各种心血管疾病终末阶段出现的一种临床综合征，像这位李女士，就是由于冠心病没有得到及时有效的治疗，病情迁延发展至心力衰竭。

"心力衰竭这种疾病，从表面上来看好像很'平静'，但实际上危害很大，平时看着没什么，也许下一秒就会发生意外。"治疗千万不要拖延。不少患者认为心力衰竭就是感觉上憋一些，休息休息就没什么了，这是很大的一个误解。贾振华教授提醒，心力衰竭的症状可能表现不突出，但对健康的威胁程度却十分高，随着病情的加重不仅会加重喘憋、水肿等症状，导致生活不能自理，而且还会导致猝死发生。"就拿这位李女士来说吧，心脏射血分数才 17%（正常值应该在 50% ～ 70%），这不仅代表她已处于心脏病的终末期，而且表示她的血液循环基本处于停滞状态，极易发生猝死，十分危险。"

　　针对这种情况，河北医科大学附属以岭医院的医疗团队继承发扬中医传统防治心血管疾病理论与用药经验，制定"益气温阳、活血通络、利水消肿"治法。经过近一周的调治，李女士喘憋、气短等症状得到了明显缓解，晚上睡觉不再被憋醒，而且腿脚也有了力气，现在可以慢慢地，不用别人搀扶走 50 米左右，一般生活都可自理。李女士脸上露出了满意的笑容。

第六篇　健康生活

1. 胖子都应复制的故事

徐先生最近一直为自己的心脏健康担心，因为他刚得知一个亲人因为心肌梗死去世，联想到自己家族里许多人都有冠心病，再低头看看自己脚下的体重计，指针赫然停在 100 公斤的位置上，桌上的医院体检报告也警告自己已经出现血压、血糖、血脂异常，以及脂肪肝等病变，这些都是导致冠心病的高风险因素。徐先生不得不开始认真审视自己的心脏健康，并最终下定决心采取预防措施，在每天坚持服用通心络胶囊的同时，坚持履行健康的生活方式。

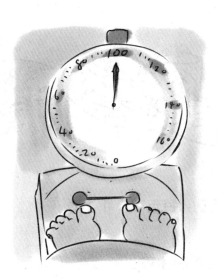

控制饮食：膳食结构要平衡

高血脂是导致动脉硬化、引发冠心病的重要因素，因此肥胖者控制饮食的要点就是低脂、清淡，同时注意膳食结构平衡，采取低盐、低脂、低糖饮食。食物应多样化，主食以谷类为主，讲求粗细搭配，注意增加鱼肉、蔬菜、水果的摄入量，增加深色与绿色蔬菜的比例，减少肉油的摄入，多喝绿茶，控制酒的摄入量。

依照这一原则，徐先生忍痛放弃了自己最喜爱的红烧肉，妻子也把大部分购物时间都用在超市的蔬果区里，芹菜、菠菜、茄子成为餐桌上永恒不变的"主题"，偶尔会搭配一些"健康蛋白质"，如豆类、鱼类、禽类和蛋类等，主食都是大米、燕麦、玉米等有益心脏健康的全谷类食物，烹饪用油也尽量使用菜籽油、大豆油等植物油。

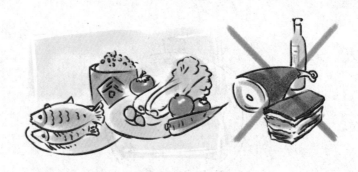

 加强运动：每天散步 1 小时

运动锻炼具有控制体重、延缓心血管系统老化进程、预防动脉硬化等许多好处。运动时冠脉血流量可以增加约 40%，可以改善心肌的血液供应，而且运动时全身血液循环加快，能促进代谢，有利于减轻高脂血症，延缓动脉硬化的发病进程。

因此，徐先生一改过去不外出的习惯，坚持每周运动5~7天，每天至少散步1小时；除了散步，中华通络操、气功、太极拳等锻炼活动都已经成了他生活的一部分，每个天气良好的早晨和傍晚，邻居们都能看到徐先生在小区周围走走跑跑的身影。

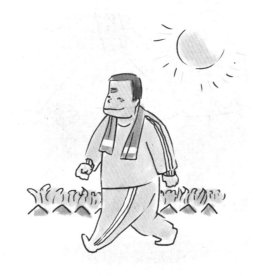

远离烟草：主动被动都不要

香烟烟雾由4000多种有害化合物构成，吸入人体后可进入血液，严重损伤心脏健康，一方面可促使粥样硬化斑块形成，造成血管狭窄；另一方面可诱发血管痉挛，影响心脏的血液供应，甚至刺激斑块破裂，形成血栓堵塞血管，导致心肌梗死突然发作。

徐先生原先的烟瘾很大，几乎一天一盒，为了戒除烟瘾，徐先生把自己家里打造成了一个无烟环境，不光自己不吸烟，来了客人不敬烟，还尽量不与吸烟的人共处一室，因为二手烟对身体同样危害巨大。每当有抽烟的念头时，徐先生就用读书、运动等活动转移注意力，没用多长时间，徐先生就彻底戒除了吸烟的不良嗜好。

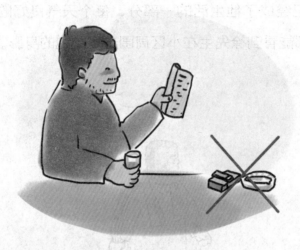

作息规律：保证充足的睡眠

规律的作息时间对心脏健康很重要，因为人体也有自己的"作息时间""生物钟"，晚上熬夜，然后白天补觉，只会造成生物钟紊乱，影响人体的正常代谢，诱发高血脂、高血糖、高血压，增加冠心病的发病风险。

为了保护心脏健康，徐先生一改过去经常熬夜看电视、电脑到凌晨一两点钟的习惯，也推掉了不必要的应酬，基本保证每晚9点半入睡，睡眠达到7～8个小时。刚开始，徐先生还真有点不太适应这么"早"入睡，但慢慢发现，自己白天的精力变得更加充沛，过去的犯困、头晕等小毛病也消失了。

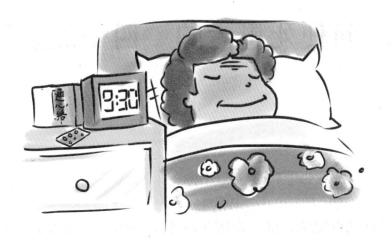

　　一年的时间过去了，在通心络胶囊和健康生活方式的双重作用下，徐先生的体重成功地从 100 多公斤降到了 75 公斤，去医院检查血压也不高了，血糖也稳定了，血脂也正常了，脂肪肝也没有了。医生认为，徐先生的冠心病风险已经降到了低水平，并叮嘱他继续坚持用药和健康生活。徐先生高兴地说："现在我的生活过得既健康又充实，我非常享受这种生活方式，绝对不会再回到过去那种不健康的生活中去了。"

2. 脑梗死患者的"四个注意"

注意心理护理

脑梗死恢复期，病人常因生活不能自理而出现悲观、抑郁，在进行锻炼时，往往有急于求成的心理，其实这也是脑血管病脑神经损伤的一种表现，家属应该耐心地安慰、鼓励患者，稳定情绪。

注意饮食调节

饮食上应该清淡、低盐、低脂，适量食用高蛋白、高维生素、高纤维食物，多食蔬菜及水果，避免辛辣食物，戒烟酒。注意食物的温度要适中，患者自己不能进食的，家属喂食时注意一小口一小口缓慢递送，遇到呕吐或反呛时应休息一会儿，防止食物呛入气管引起窒息或吸入性肺炎。

注意康复锻炼

病情稳定后应该在医生的指导下进行康复锻炼，由易到难逐步进行，注意劳逸结合，不能用力过度以免加重病情，康复锻炼过程艰苦而漫长，要做到有信心、耐心、恒心，坚持不懈地进行，同时家属应做好陪护，以免意外受伤。

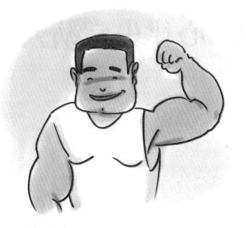

 注意定期复查

　　坚持随访，定期检查血脂、血流变、血糖、CT 等，如果伴有高血压、高脂血症、冠心病等应采用正规用药治疗。

3. 心律失常病人须知

保持情绪开朗

一般心律失常的患者能够同健康人一样正常生活、学习和工作，所以心律失常患者要情绪开朗，树立战胜疾病的信心，不要因为患了心律失常而忧心忡忡，只要早发现、早治疗，心律失常是能够得到控制的。

按时按量服药

按时按量服药，同时积极治疗高血压、冠心病等原发病，定期到医院检查、复查，在医生的指导下合理调整用药。

注意劳逸结合

合理安排休息与活动。保证充足的睡眠，注意饭后不宜立即睡觉，应适当地进行些锻炼，如散步，练太极拳、中华通络操、气功等。只有严重心律失常，心功能极差的病人才应该长期休息。

遵循规律生活

合理饮食，戒烟限酒，随季节、气候变化调整生活起居。在气候变化大、季节交替的时候要采取御寒措施，预防感冒等呼吸道感染疾病，以免加重病情。

4. 慢性心力衰竭三项注意

少吃盐，多清淡

慢性心力衰竭患者必须坚持低盐饮食。饮食中摄入过多的盐，就会加重人体内水液潴留，加重心脏负担，甚至出现踝部或下肢水肿。对于轻度心力衰竭患者来说，每天饮食中含盐量不宜超过 4 克，中到重度心力衰竭患者每天不超过 2 克。

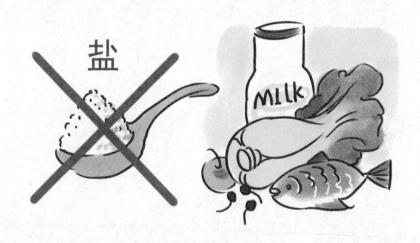

心力衰竭患者的饮食要尽量清淡、易消化、富含营养，注意控制饮食中的高热量、高脂肪食物，以免增加心脏能量消耗；多选择富含必需氨基酸的优质蛋白，比如牛奶、瘦肉、淡水鱼等，

多吃新鲜蔬菜、水果及豆制品；每顿饭的肉菜比例最好按"一口肉，二口饭，三口水果，四口蔬菜"。

另外，为了避免增加心脏负担，慢性心力衰竭患者还应该注意限制水的摄入，重度心力衰竭患者每日最多可饮用1.52升水，不要饮用浓茶、咖啡、汽水等刺激性饮料，同时要戒烟戒酒。

多休息，少运动

对于症状明显、病情较重的慢性心力衰竭患者，过多的体力活动无疑会加重心脏负担，加剧病情，所以应该限制体力活动，多卧床休息。

患者要根据自身情况合理安排每天的作息时间，保证足够的睡眠，每天中午应该坚持休息一小时。

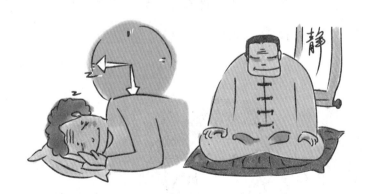

长期卧床也会出现另外的问题，易形成静脉血栓，引发脑梗死塞、体位性低血压等，特别是老年患者更易发生。因此，在患者症状缓解，进入恢复期以后，应进行一些循序渐进的活动，尽可能给血液增加动力，改善循环。开始时患者可以在床上伸展四肢，情况允许后再缓慢下床，在床边、室内漫步。3分钟、5分钟、10分钟，走走歇歇，逐渐增加活动量。

如果患者病情明显好转，可以考虑到室外活动，进行一些舒缓的保健运动，如漫步、太极拳、气功、中华通络操等，运动要以不引起胸闷、气喘、不感到疲劳、最高心率不超过110次为度，可根据各人的不同情况适当增加活动时间，但必须以轻体力、小活动量、长期坚持为原则，一旦有心慌、气急等不适感应立即停下来休息。

强体力，防感冒

引起心力衰竭加重的主要原因往往是肺部感染，每感染一次，心力衰竭就更为严重。感冒是重要诱因，所以慢性心力衰竭患者一定要注重增强体质，提高机体免疫力，预防感冒。在感冒、流感高发季节及气候骤变的情况下，要尽量避免外出，不去人群密集之处，出门应戴口罩，并且根据气温适当增减衣物，稍微出现感冒症状，要早服用防治药物，把感冒消灭在萌芽状态。

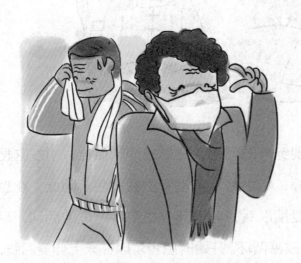

5. 严重心脏病患者需防感冒

患有心肌梗死、心力衰竭等严重心脏病的患者最怕感冒，因为这些患者抵抗力低下，一旦感冒往往很容易造成肺部感染。肺部感染后出现发热、咳嗽使心跳加快，增加心脏做功，进一步加重心脏负担，感染后产生的毒素也会直接损伤心肌，导致心力衰竭急性发作或加重。因此，患有心肌梗死、心力衰竭等疾病的患者在寒暖交替的感冒、流感高发时节一定要及早进行预防，发生了感冒、流感更要及时治疗。中药连花清瘟胶囊治疗感冒、流感具有多方面优势，非常适合心脏病患者服用。第一，它是一个纯中药制剂；第二，它能广谱抗病毒，对各种病毒感染引起的感冒、流感都有很好的作用，包括甲型 H1N1、H3N2、H7N9 流感病毒等，可迅速缓解患者的感冒、流感症状；第三，连花清瘟胶囊还具有明确的抗菌消炎作用，可突破细菌生物膜，对抗细菌耐药，能有效预防感冒、流感引发的支气管炎和肺部感染等，连花清瘟服用后退热不会反弹，它能清除体内的毒火，从根本上治愈感冒和流感；第四，连花清瘟胶囊中还有耐高寒、耐缺氧植物西藏红景天，可提高机体抵抗力，对心脏病患者特别有益处，可加速感冒和流感的痊愈。

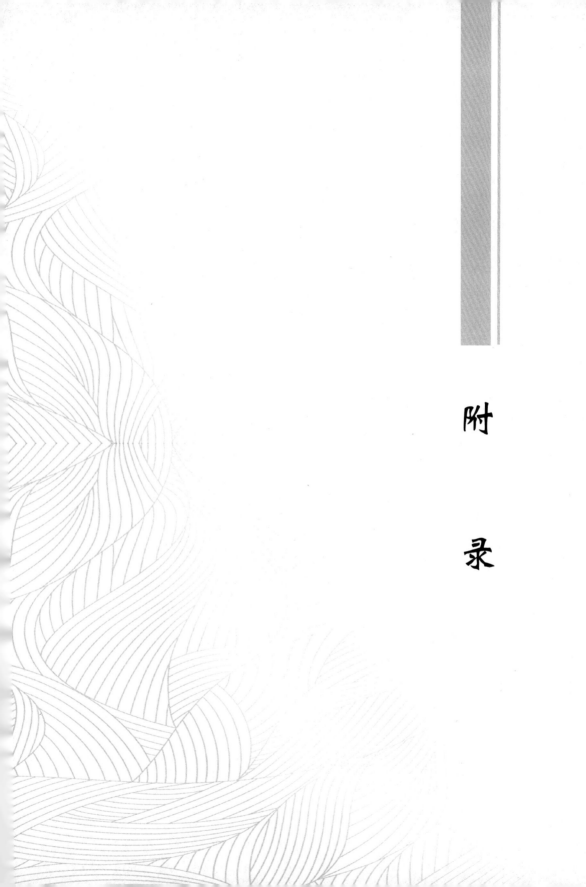

附

录

附录（一）

"通络三宝"入编临床指南、专家共识、医学教材

临床指南，是由专业学术机构组织专家制定的临床诊断治疗疾病的指导意见。临床指南一旦确定，医生选择治疗药物就要参照指南实施，这样治病用药更有标准，疗效更好。

专家共识，是由专家根据各自的临床经验和判断，就具体的疾病治疗达成共识而制定的指导意见，以帮助医护人员做出临床诊疗重要决策。

医学教材，是由各大著名医学院校、医院的专家组成的编著委员会编写，内容均经过大量基础及临床实验验证。

因此，通心络胶囊、参松养心胶囊、芪苈强心胶囊（通络三宝）进入指南、共识、教材，说明三个药物在防治心脑血管中的重要价值。

"通心络胶囊"入编文献

临床指南

《急性心肌梗死中医临床诊疗指南》

由国医大师、中国科学院院士陈可冀指导，广东省中医院胸

187

痛中心医疗总监张敏州联合全国 80 多位专家制定，2016 年 4 月 8 日在第 18 届中国南方国际心血管病学术会议中西医结合论坛上发布。

《中国脑梗死中西医结合诊治指南（2017）》

中国中西医结合学会神经科专业委员会.中国脑梗死中西医结合诊治指南（2017）[J].中国中西医结合杂志.2018,38（2）:136-144.

《冠心病合理用药指南》（第 2 版）

国家卫生计生委合理用药专家委员会，中国药师协会.冠心病合理用药指南（第 2 版）[J].中国医学前沿杂志（电子版），2018,10（6）:1-130.

专家共识

《冠脉微血管疾病诊断和治疗的中国专家共识》

中华医学会心血管病学分会基础研究学组，中华医学会心血管病学分会介入心脏病学组，中华医学会心血管病学分会女性心脏健康学组，中华医学会心血管病学分会动脉粥样硬化和冠心病学组.冠脉微血管疾病诊断和治疗的中国专家共识[J].中国循环杂志，2017，32（5）:421-430.

《动脉粥样硬化中西医结合诊疗专家共识》

中国中西医结合学会心血管病专业委员会血脂与动脉粥样硬化学组.动脉粥样硬化中西医结合诊疗专家共识[J].中国全科医学，2017，20（05）507-511.

《血脂异常中西医结合诊疗专家共识》

中国中西医结合学会心血管病专业委员会动脉粥样硬化与血脂异常专业组.血脂异常中西医结合诊疗专家共识［J］.中国全科医学，2017，20（3）262-269.

《高龄老年（≥75岁）急性冠状动脉综合征患者规范化诊疗中国专家共识》

中国老年医学学会心血管病分会.高龄老年（≥75岁）急性冠状动脉综合征患者规范化诊疗中国专家共识［J］.中国循环杂志，2018，33（8）732-750.

《冠状动脉痉挛综合征的诊断与治疗中国专家共识》

向定成，曾定尹，霍勇.冠状动脉痉挛综合征的诊断与治疗中国专家共识［J］.中国介入心脏病学杂志，2015，23（4）：181-186.

《经皮冠状动脉介入治疗（PCI）术后胸痛中医诊疗专家共识》

中华中医药学会介入心脏病学专家委员会.经皮冠状动脉介入治疗（PCI）术后胸痛中医诊疗专家共识［J］.中医杂志，2014，55（13）：1167-1170.

《经皮冠状动脉介入治疗围手术期心肌损伤中医诊疗专家共识》

世界中医药学会联合会介入心脏病专业委员会，中华中医药学会介入心脏病专业委员会，中国中西医结合学会心血管病专业委员会介入心脏病学组，中国医师协会中西医结合医师分会介入心脏病专家委员会.经皮冠状动脉介入治疗围手术期心肌损伤中医

诊疗专家共识 [J].中国中西医结合杂志，2017，37（4）：389-393.

《急性心肌梗死中西医结合诊疗专家共识》

由中国医师协会中西医结合医师分会，中国中西医结合学会心血管病专业委员会，中国中西医结合学会重症医学专业委员会，中国医师协会中西医结合医师分会心脏介入专家委员会，中国中西医结合杂志社.急性心肌梗死中西医结合诊治专家共识 [J].中国中西医结合杂志，2014，34（4）：389-395.

《高龄老年冠心病诊治中国专家共识》

中华医学会老年医学分会，高龄老年冠心病诊治中国专家共识写作组.高龄老年冠心病诊治中国专家共识 [J].中华老年医学杂志，2016，35（7）：683-691.

《慢性脑缺血中西医结合诊疗专家共识》

北京中西医结合学会卒中专业委员会.慢性脑缺血中西医结合诊疗专家共识 [J].中国中西医结合杂志，2018，38（10）：1161-1167.

医学教材

《中西医结合内科学》（新世纪第三版）

杨关林，陈志强.《中西医结合内科学》（新世纪第三版）[M].北京：中国中医药出版社，2016.

"参松养心胶囊"入编文献

临床指南

《心律失常合理用药指南》（第2版）

由国家卫生计生委合理用药专家委员会和中国药师协会联合主办、人民卫生出版社《中国医学前沿杂志（电子版）》编辑部策划，2019年1月22日在北京发布。

专家共识

《心房颤动：目前的认识和治疗建议（2018）》

中华医学会心电生理和起搏分会，中国医师协会心律学专业委员会心房颤动防治专家工作委员会.心房颤动：目前的认识和治疗建议（2018）[J]，中华心律失常学杂志，2018，22（4）：279-346.

《室性心律失常中国专家共识》

中华医学会心电生理和起搏分会，中国医师协会心律学专业委员会.室性心律失常中国专家共识[J].中华心律失常学杂志，2016，20（4）：279-326.

《急性心肌梗死中西医结合诊疗专家共识》

由中国医师协会中西医结合医师分会，中国中西医结合学会心血管病专业委员会，中国中西医结合学会重症医学专业委员会，中国医师协会中西医结合医师分会心脏介入专家委员会，中国中西医结合杂志社.急性心肌梗死中西医结合诊治专家共识[J].中国中西医结合杂志，2014，34(4)：389-395.

医学教材

《中西医结合内科学》（新世纪第三版）

杨关林，陈志强.《中西医结合内科学》（新世纪第三版）[M].
北京：中国中医药出版社，2016.

《内科学》（第九版）

葛均波，徐永健，王辰.《内科学》（第九版）[M].北京：
人民卫生出版社，2018.

"芪苈强心胶囊"入编文献

临床指南

《中国心力衰竭诊断和治疗指南2018》

中华医学会心血管病学分会心力衰竭学组，中国医师协会心
力衰竭专业委员会，中华心血管病杂志编辑委员会.中国心力衰竭
诊断和治疗指南2018[J].中华心力衰竭和心肌病杂志（中英文），
2018，2（4）196-225.

《中国扩张型心肌病诊断和治疗指南》

中华医学会心血管病学分会，中国心肌炎心肌病协作组.中国
扩张型心肌病诊断和治疗指南[J].临床心血管病杂志，2018，
34（5）:421-434.

专家共识

《慢性心力衰竭中西医结合诊疗专家共识》

中国中西医结合学会心血管病专业委员会，中国医师协会中西医结合医师分会心血管病学专家委员会.慢性心力衰竭中西医结合诊疗专家共识［J］.中国中西医结合杂志，2016，36（2）:133–141.

医学教材

《中西医结合内科学》（新世纪第三版）

杨关林，陈志强.《中西医结合内科学》（新世纪第三版）［M］.北京：中国中医药出版社,2016.

附录（二）

中华通络操

中医络病学是中医理论体系中的重要组成部分。中医学认为"久病入络，久痛入络"，冠心病、心绞痛反复发作，脑血栓，半身不遂就是久病久痛，络脉发生了堵塞。所以，疏通络脉就能改善心脑血管的微循环，改善糖尿病引起的血管神经病变以及防治与络脉堵塞有关的肿瘤、心律失常、神经肌肉类疾病等多种疾病。为此，以岭药业致力于研制、开发疏通络脉治疗心脑血管病的药物，并与我国武术养生大师合作创编了中华通络操。

中华通络操借鉴吸收了中国传统的养生功法，结合意念、吐纳、导引、行气，具有动作舒展、缓慢、连贯、圆活的特点。特别适合中老年人练习。整套操共有8节，动作的设计由简到繁、由易到难，既可单式练习，又可整套练习，更适合群体练习，中老年人可根据自己的身体状况选择，尤其是心脑血管病患者要掌握好练习的度，持之以恒，坚持练习，一定能获得很好的养生健身效果。

《中华通络操》视频请扫描下方二维码。